常见训练伤
非药物自治互治手册

主　审　杨明会

主　编　关　玲

副主编　黄　鹏　丁　珮　林　勇

编　委（以姓氏笔画为序）

丁　赵　庄　强　孙丛艳　李　英　李东尧

吴振巍　汪子栋　张海湃　郝蓬亮　郭　伟

唐　亮　龚元戎　常　祺

人民卫生出版社

·北　京·

图书在版编目（CIP）数据

常见训练伤非药物自治互治手册 / 关玲主编.
北京 ： 人民卫生出版社，2025. 9（2026. 1重印）. -- ISBN 978-7-117-38559-6

Ⅰ. R873. 05-62

中国国家版本馆 CIP 数据核字第 2025BP7043 号

常见训练伤非药物自治互治手册
Changjian Xunlianshang Feiyaowu Zizhi Huzhi Shouce

主　　编　关　玲
出版发行　人民卫生出版社（中继线 010-59780011）
地　　址　北京市朝阳区潘家园南里 19 号
邮　　编　100021
E - mail　pmph @ pmph.com
购书热线　010-59787592　010-59787584　010-65264830
印　　刷　北京瑞禾彩色印刷有限公司
经　　销　新华书店
开　　本　710 × 1000　1/16　印张：11
字　　数　172 千字
版　　次　2025 年 9 月第 1 版
印　　次　2026 年 1 月第 2 次印刷
标准书号　ISBN 978-7-117-38559-6
定　　价　76.00 元

打击盗版举报电话　010-59787491　E- mail　WQ @ pmph.com
质量问题联系电话　010-59787234　E- mail　zhiliang @ pmph.com
数字融合服务电话　4001118166　E- mail　zengzhi @ pmph.com

内容简介

随着人民群众健康需求的不断提升，参与运动训练和体能锻炼的人数持续增多，由此带来的训练损伤问题也日益凸显。本书面向广大运动爱好者，聚焦于常见训练伤的非药物“自治与互治”，系统介绍了一系列原创性的中医非药物疗法，形成了独具特色的康复理念与技术体系，内容涵盖非药物应急止痛技术、常见训练性疼痛的自治互治、特殊运动损伤的应对策略、运动相关的其他病症处理以及预防性自我训练方法等方面，同时还为有关专业人员提供了拓展学习资料。

书中所述方法均源自相关专家的实践经验，经过精心设计、反复筛选及多年的实践校验，操作简便、疗效确切，能够有效应对常见训练伤病的早期干预不足、治疗手段有限等问题。全书以图文为基础，并配有视频演示，内容直观、易懂，可助力读者快速上手，尤其满足个人、家庭及部队偏远分散单位的需求，体现了“预防为主、关口前移”的理念。

读者可通过扫描二维码观看本书提供的技术演示视频：

首次观看需要激活，方法：①用手机微信扫描封底蓝色贴标上的二维码（特别提示：贴标有两层，揭开第一层，扫描第二层二维码），按界面提示输入手机号及验证码登录，或点击“微信用户一键登录”；②登录后点击“立即领取”，再点击“查看”，即可观看配套增值服务。

激活后再次观看的方法有两种：①手机微信扫描书中任一二维码；②关注“人卫助手”微信公众号，选择“知识服务”，进入“我的图书”，即可查看已激活的配套增值服务。

主编简介

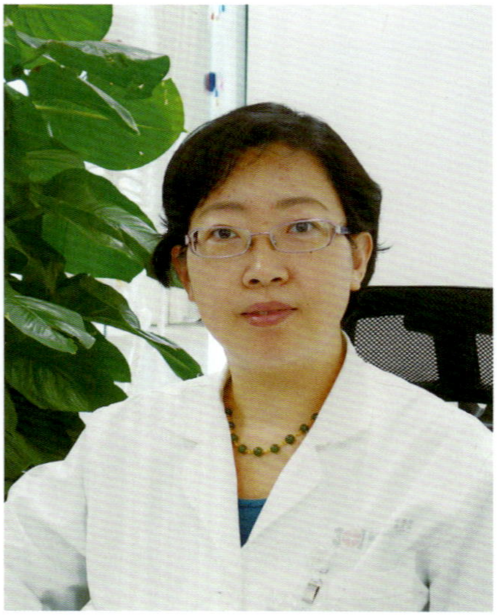

关 玲

主任医师、教授、博士研究生导师，全军军事训练伤防治专家组副组长。中华中医药学会李时珍医药创新奖获得者。长期从事军事训练伤、部队基层常见病防治研究，创立“基于解剖结构的现代新针灸（结构针灸）”，提出并设计“筋膜康复”理论及方案，主持国家重大疑难疾病中西医临床协作项目 1 项、国家自然科学基金课题 4 项，获得军队科学技术进步奖二等奖 1 项、军队教学成果奖二等奖 1 项及其他省部级科技奖项 11 项。翻译并出版筋膜系列图书 9 部，出版针灸专著 6 部，发表论文 70 余篇。

副主编简介

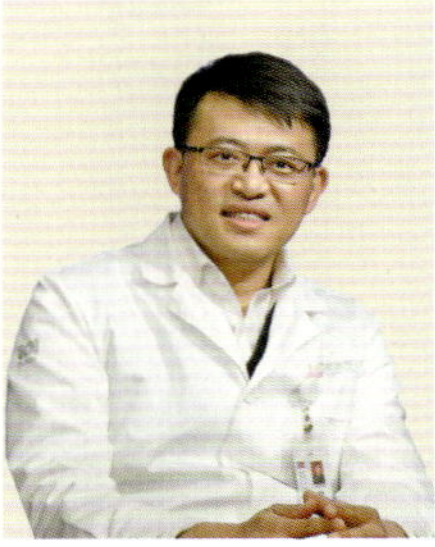

黄 鹏

主任医师、教授，骨科学、卫生勤务学双专业博士研究生导师，全军军事训练伤防治与研究中心专家，主持国家和省部级课题 6 项，曾获国家科学技术进步奖一等奖、军队科学技术进步奖一等奖、军队教学成果奖一等奖等。出版专著、译著 13 部，发表论文 50 余篇，获专利 8 项。

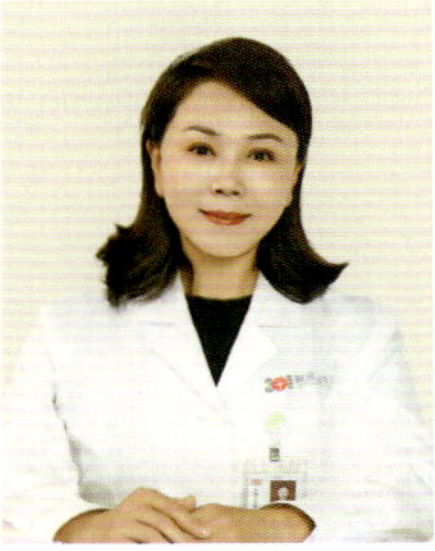

丁 珮

副主任医师，军委训练管理部军事体育训练中心运动医学专家，曾担任第七届世界军人运动会首席医务官、食品医疗部副部长，长期致力于医疗保健和训练伤防治工作，对训练伤中医防治和皮肤病中医诊治有较深造诣，发表学术论文 20 余篇。

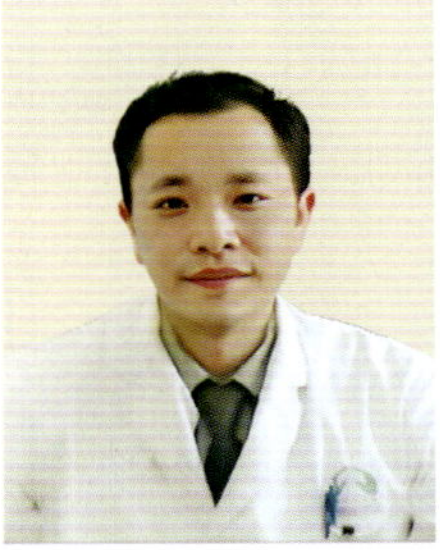

林 勇

副主任医师，中医康复专家，长期从事软组织伤病诊疗工作，多次参与高原、海岛边防巡诊任务，在军事训练伤防治方面积累了丰富经验。承担全军多项课题，出版医学专著 7 部。

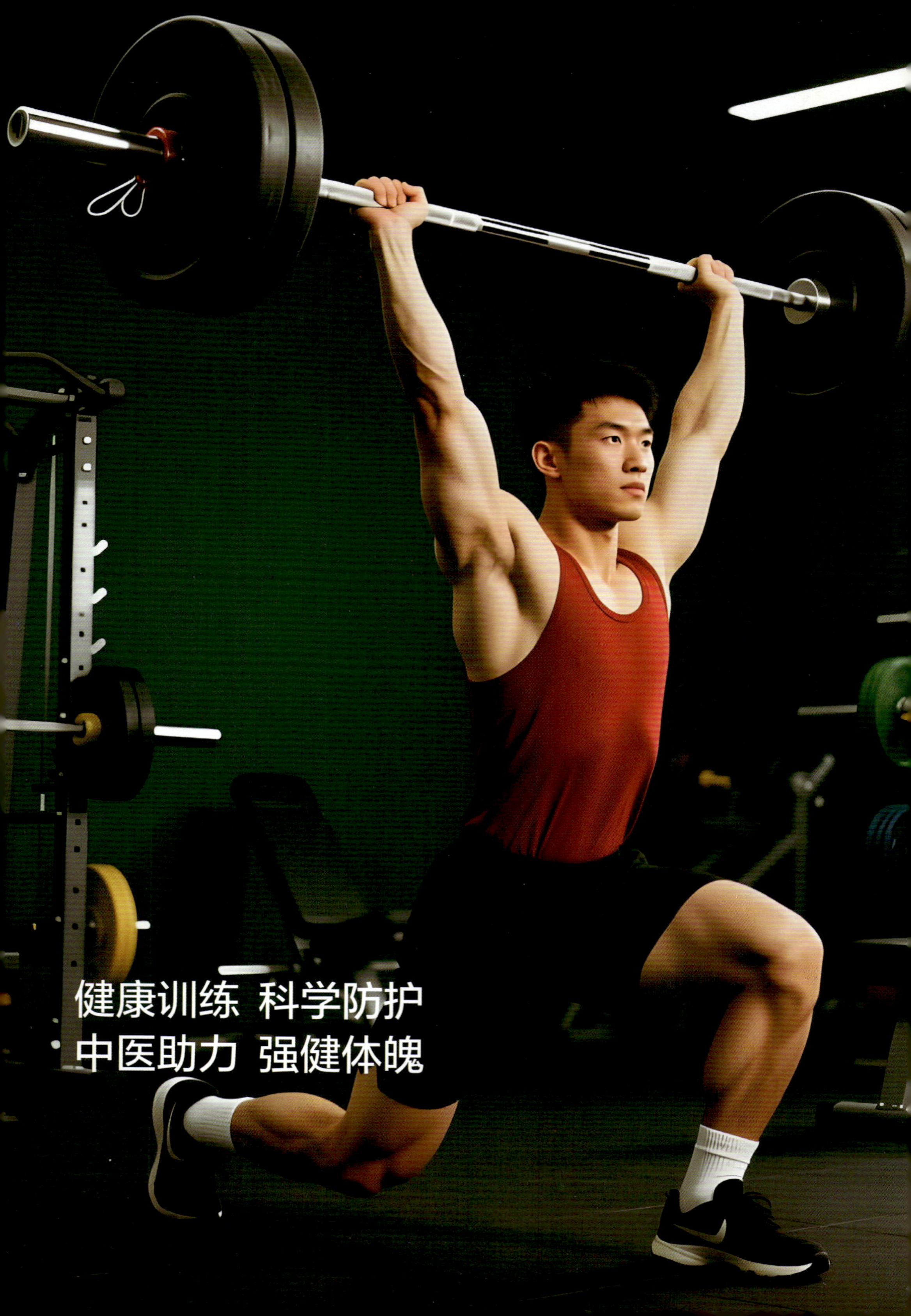
健康训练 科学防护
中医助力 强健体魄

前言

训练伤是由训练活动（军事训练、运动技能训练、体能锻炼等）导致的身体结构或功能损害，其发生往往与训练强度、装备负荷及训练动作、训练环境密切相关。常见训练伤包括关节扭伤、肌肉拉伤、慢性劳损等，也包括中暑、高原反应等因训练环境引发的伤病。外部暴力、意外事故等非训练因素不在此列。

许多非药物疗法在训练伤防治方面具有独到作用，如点穴、按摩、拔罐、艾灸、刺络放血等，具有操作简便、效果显著、副作用少的特点，非常适合基层官兵、运动员及健身爱好者使用，早期通过自治与互治，可以在很大程度上减轻伤病影响，促进康复，为顺利完成训练任务提供有效保障。

本手册旨在提供一套实用、安全、高效且经过实践检验的非药物自治互治方法，内容涵盖常见训练伤的应急止痛技术，常见伤病的自我诊断、自我治疗方法，并附有清晰的操作图示和视频演示，便于学习和操作。

我们提倡“早发现、早治疗”的理念，通过掌握简单易行的非药物疗法，提升自我保健能力，愿每一位训练者都能以更健康的状态迎接挑战。

注：本手册仅供参考，伤病严重者需及时就医。

关玲

2025 年 7 月 10 日

目录

第一章

非药物应急止痛技术

一、手穴按压快速止痛技术

适用病症

适用于训练过程中出现的急性腰扭伤、急性踝扭伤、急性内脏痛、急性软组织牵拉伤等。

穴位分布

用 3 个点将第二掌骨 4 等分，靠近示指（食指）1/4 处为上肢和心肺穴；中点为胃穴；靠近手腕 1/4 处为腰和腹穴。以上穴位分布在第二掌骨靠近掌心的一侧，紧贴骨缘。足穴在第二掌骨底端，在掌骨和腕骨之间的凹陷里。（图 1–1–1）

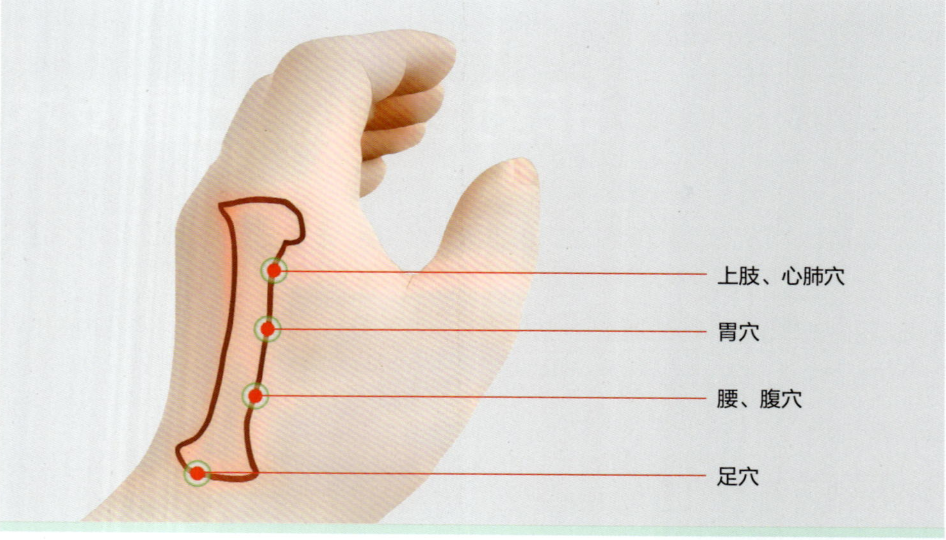

图 1–1–1　第二掌骨穴位分布

按压方法

在疼痛同侧的手上进行按压。将另一手拇指的指腹朝向第二掌骨的掌侧面，紧贴在第二掌骨的边缘进行按压，边压边沿着掌骨的长轴方向移动，寻找明显的压痛点（图 1-1-2、视频 1-1-1）。身体疼痛时在上述对应穴位可有明显的压痛，疼痛越严重，压痛越敏感。疼痛消失时，压痛也消失。按压时配合患部轻微活动可以增强疗效。例如，落枕：嘱患者同步做低头、仰头、左右旋转头动作；急性腰扭伤：嘱患者做腰部屈伸运动；急性踝扭伤：嘱患者做踝部的绕环动作。

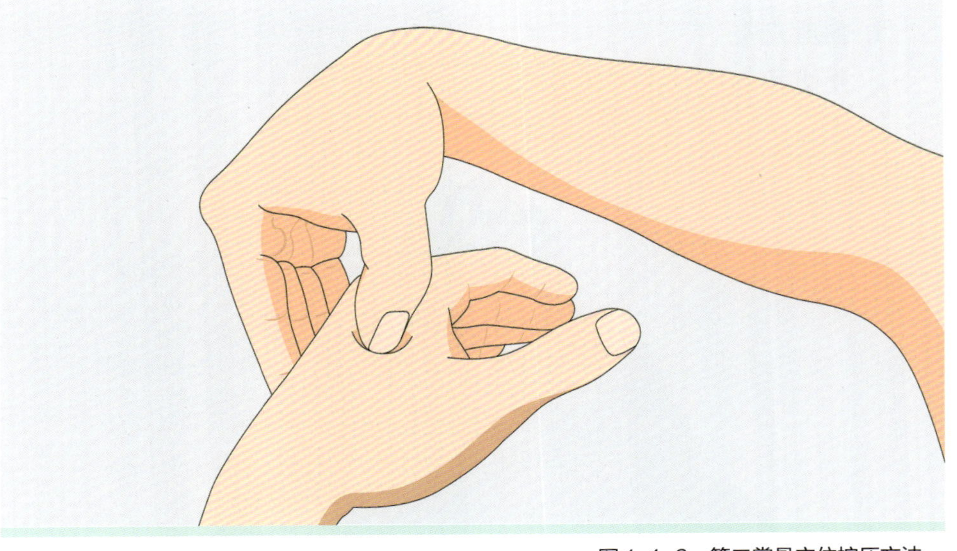

图 1-1-2 第二掌骨穴位按压方法

注意事项

此法虽然可以用来缓解骨折引起的疼痛，但骨折时不宜活动患部。

视频 1-1-1 第二掌骨穴位按压演示

二、拔罐缓解肌筋膜疼痛技术

适用病症 肌肉和筋膜紧张引起的腰背酸胀、软组织疼痛等病症。

适用部位 腰背部疼痛不适处。

拔罐作用 缓解腰背肌肉劳损性疼痛。

操作方法

1. 常用工具

常使用硅胶罐（图 1-2-1）。

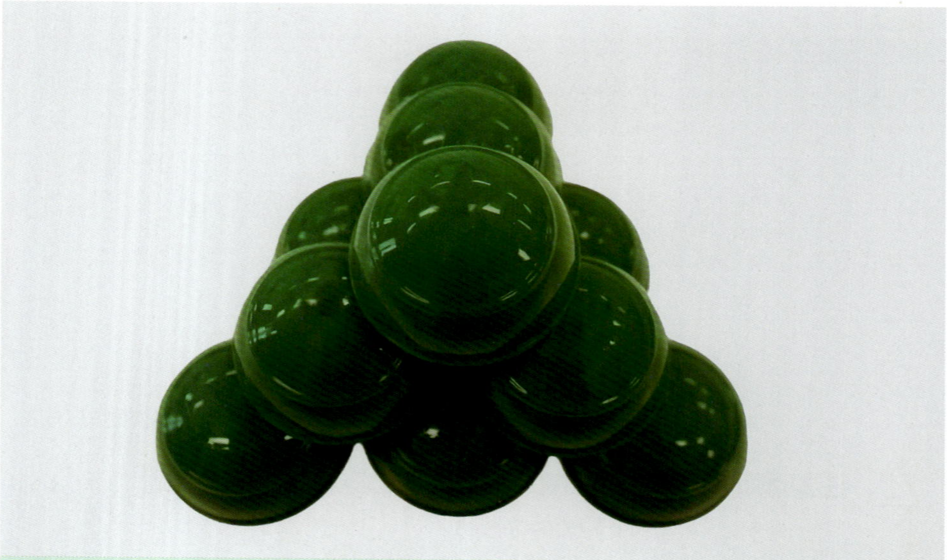

图 1-2-1 硅胶罐

2. 硅胶罐使用方法

主要采用压罐法和翻罐法（视频 1-2-1）。

（1） 压罐法：先将硅胶罐放在皮肤表面，用拇指压下，直到罐中央接触皮肤后再放手（图 1-2-2）。

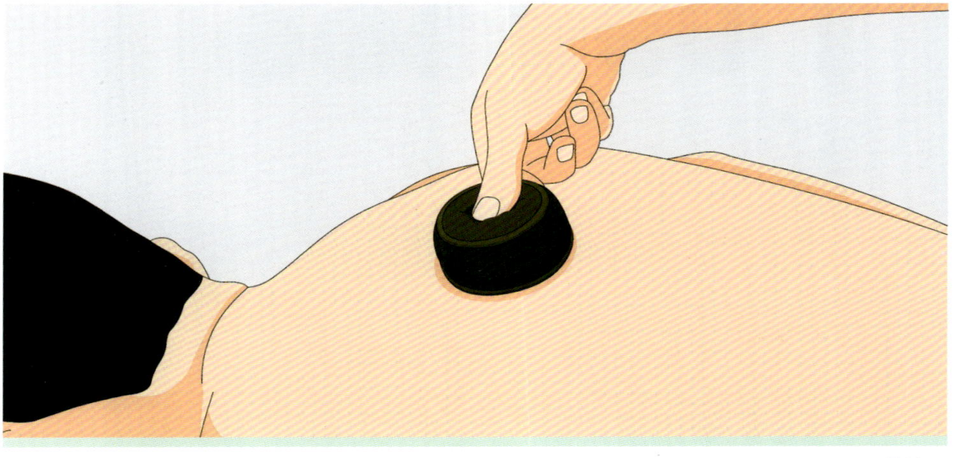

图 1-2-2 压罐法

（2） 翻罐法：把硅胶罐里面朝外翻，使得内面朝外，从一侧边缘开始（图 1-2-3 A），将罐子内侧和皮肤贴紧，使空气逐渐排出，直到完全吸附（图 1-2-3 B）。

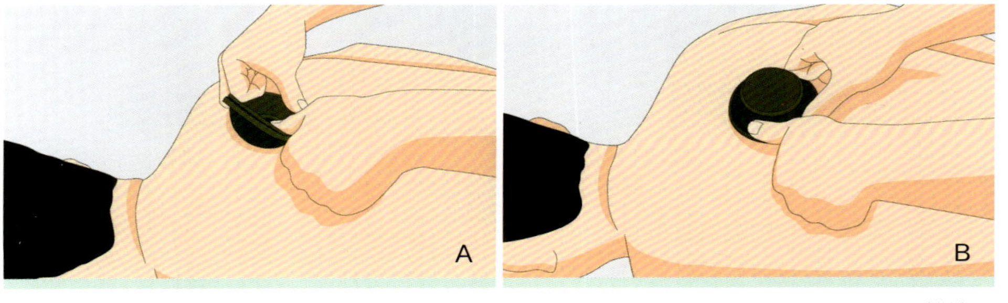

图 1-2-3 翻罐法

3. 常用病症拔罐部位

脊柱痛见图1-2-4，肩背痛见图1-2-5、视频1-2-2，腰痛见图1-2-6。

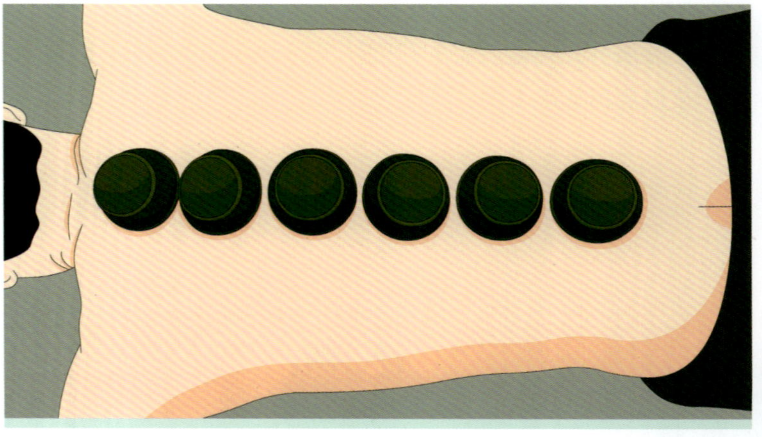

图1-2-4　脊柱痛

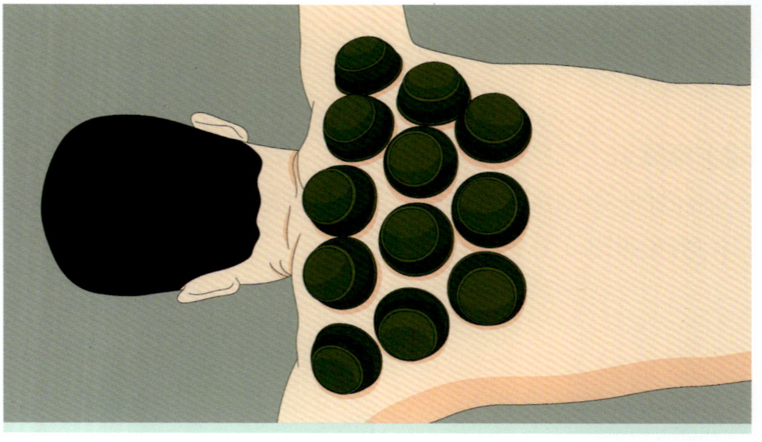

图1-2-5　肩背痛

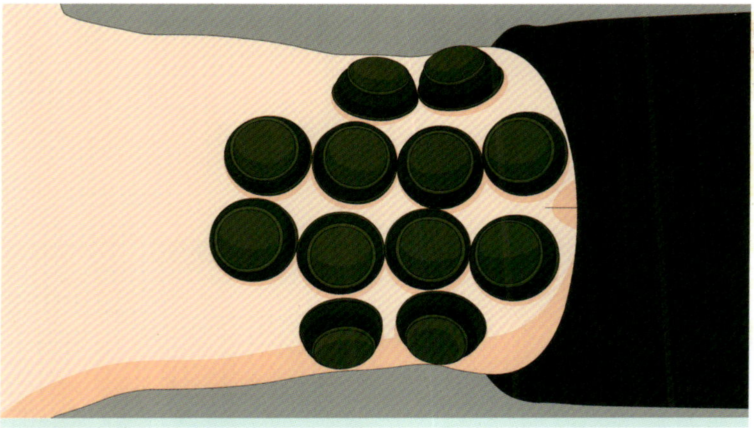

图 1-2-6 腰痛

4. 留罐

一般留罐 10 ~ 15 分钟，痛觉明显可提前取下。留罐期间可配合肢体活动。拔罐后局部皮肤出现红点、紫斑等属于正常现象，数天后会自动消退。

5. 取罐

取罐时向下按压，使罐内压力增高即可自然取下，不可直接拔取，以免损伤皮肤。

注意事项 拔罐时选舒适体位，五官孔窍、颈动脉处不得拔罐，出现少量水疱时应注意保护创面，待其自然吸收。

视频 1-2-1 拔罐操作演示

视频 1-2-2 肩背痛拔罐操作演示

三、刺络放血开窍醒神技术

适用病症 适用于训练过程中出现的中暑、高热、昏迷、头痛等。

施术部位 耳尖（图1-3-1）、十指尖（图1-3-2）、耳郭细小血络（畸络，图1-3-3）。

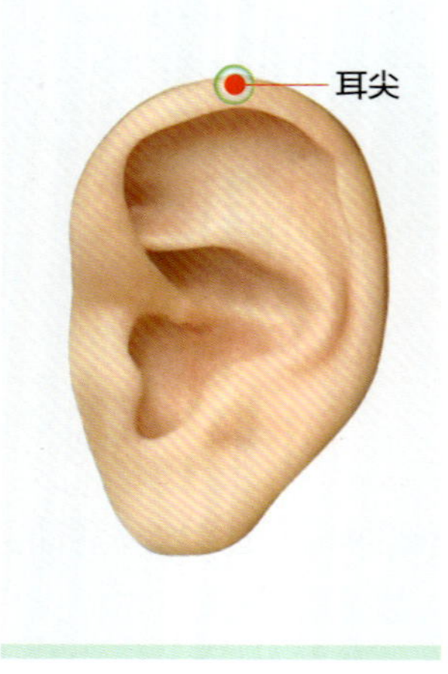

图1-3-1　耳尖

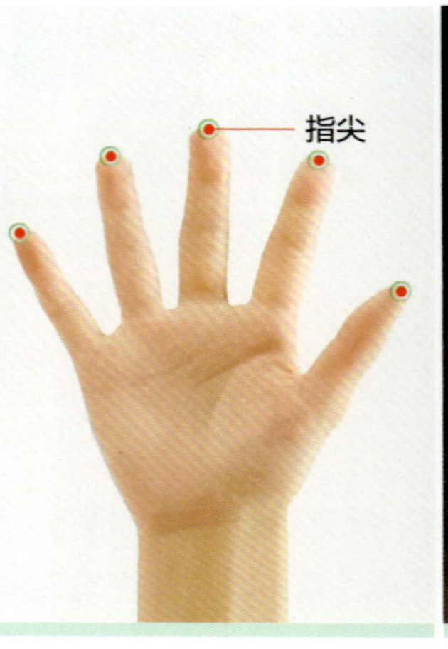

图1-3-2　十指尖

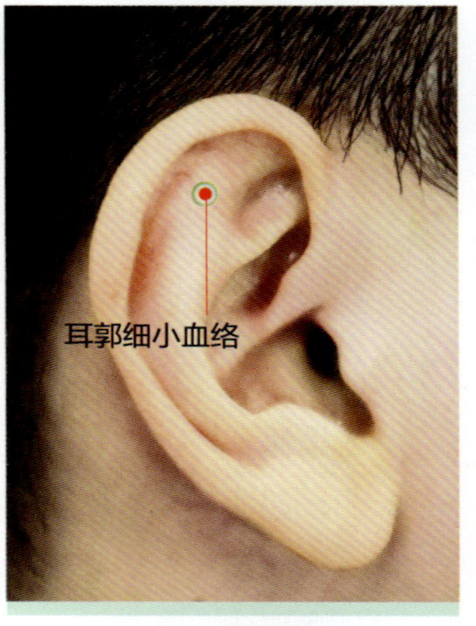

图1-3-3　耳郭细小血络（畸络）

1. 耳尖

主治：头昏发热。

2. 十指尖

主治：中暑、昏迷。

3. 耳郭细小血络

主治：对应身体部位的炎症性疼痛。

操作方法

1. 刺血工具

一次性针头（图 1-3-4）。

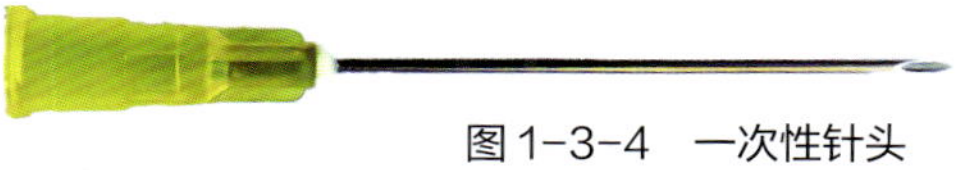

图 1-3-4 一次性针头

2. 操作步骤

（1） 找准穴位或畸络。

（2） 用 75% 酒精棉球消毒局部，紧急、无条件时可以用水清洁。

（3） 左手用力捏住放血部位（耳郭需避开软骨），右手用一次性注射针头快速浅刺，使血液自然流出或挤捏流出，可用酒精棉球擦拭，持续挤血 1～3 分钟，或症状缓解为止。

（4） 放血结束后，用干净的干棉球局部压迫止血。

上述操作步骤见图 1-3-5、图 1-3-6、图 1-3-7，以及视频 1-3-1。

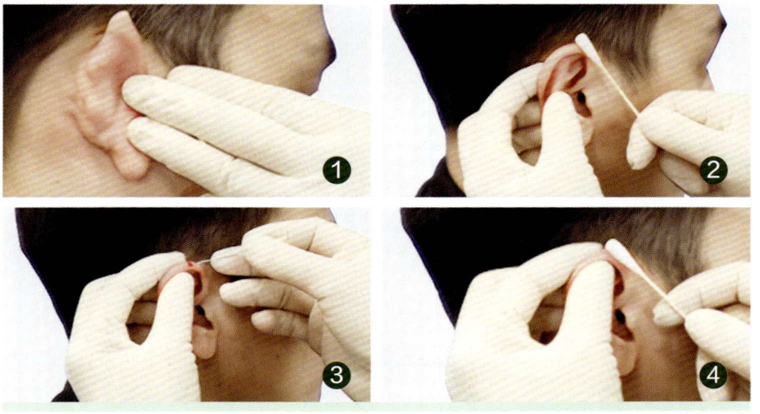

图 1-3-5 耳尖的刺络放血操作步骤

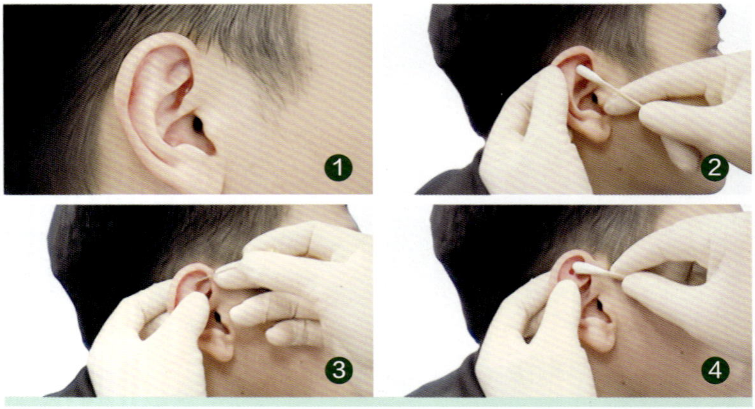

图 1-3-6　耳郭血络的刺络放血操作步骤

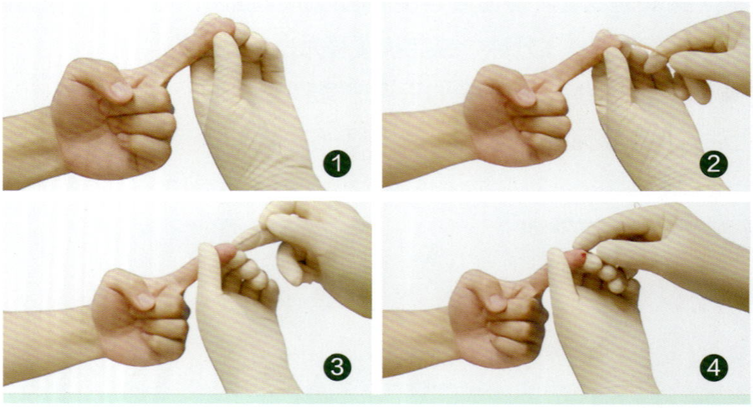

图 1-3-7　指尖的刺络放血操作步骤

注意事项

1. 血友病、凝血机制不全者禁用。
2. 身体虚弱者慎用，待身体恢复正常后方可刺络放血。
3. 正常动脉、正常静脉一般不刺络放血。

视频 1-3-1　刺络放血（耳尖、耳部畸络、指尖）

笔记

四、热敷缓解肌肉痉挛技术

适用病症

训练后出现的肌肉痉挛、感受风寒引起的腰腿疼痛。

施术部位

1. 疼痛不适部位。
2. 疼痛不适部位的对侧部位，例如腰痛可敷腹，腹痛可以敷腰。
3. 疼痛不适部位的上一个节段，例如膝痛可敷大腿股四头肌部，踝痛可敷小腿侧面、后面肌肉。

常用工具

热水袋（图 1-4-1 A）、热敷贴（图 1-4-1 B）、石墨烯热敷袋（图 1-4-1 C）等。

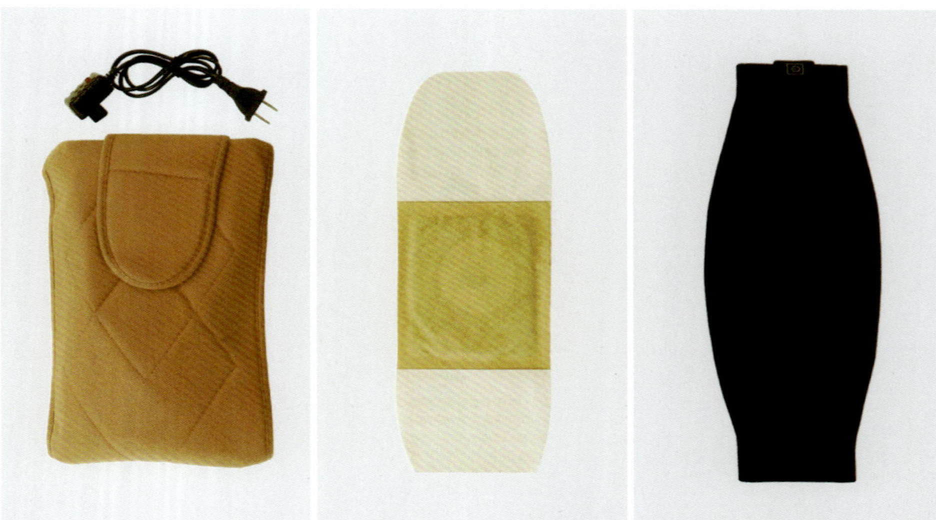

A. 电热水袋　B. 热敷贴　C. 石墨烯热敷袋

图 1-4-1　常用热敷工具

操作方法

把一次性热灸贴或热敷（水）袋贴在上述常用部位处即可（图 1-4-2）。时间以 10 ~15 分钟为佳，不宜过长。可隔湿毛巾或湿纸巾，做成湿热敷，效果更佳。

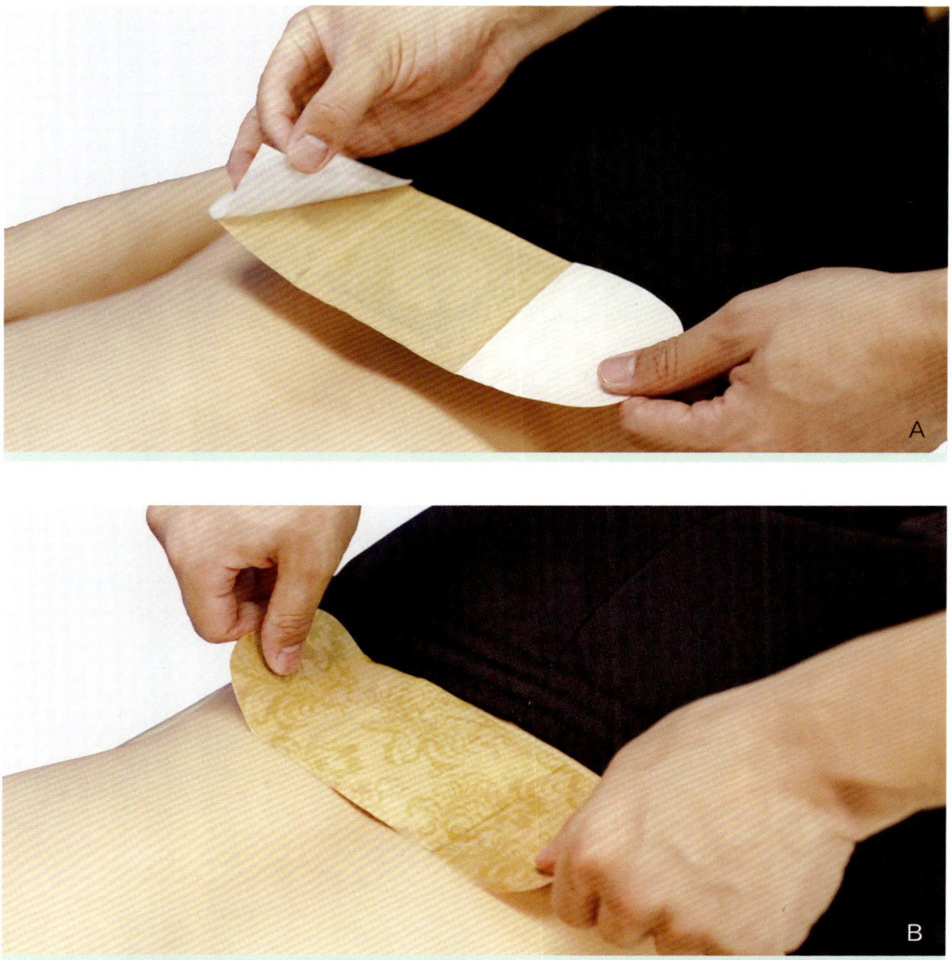

图 1-4-2　热灸贴操作方法

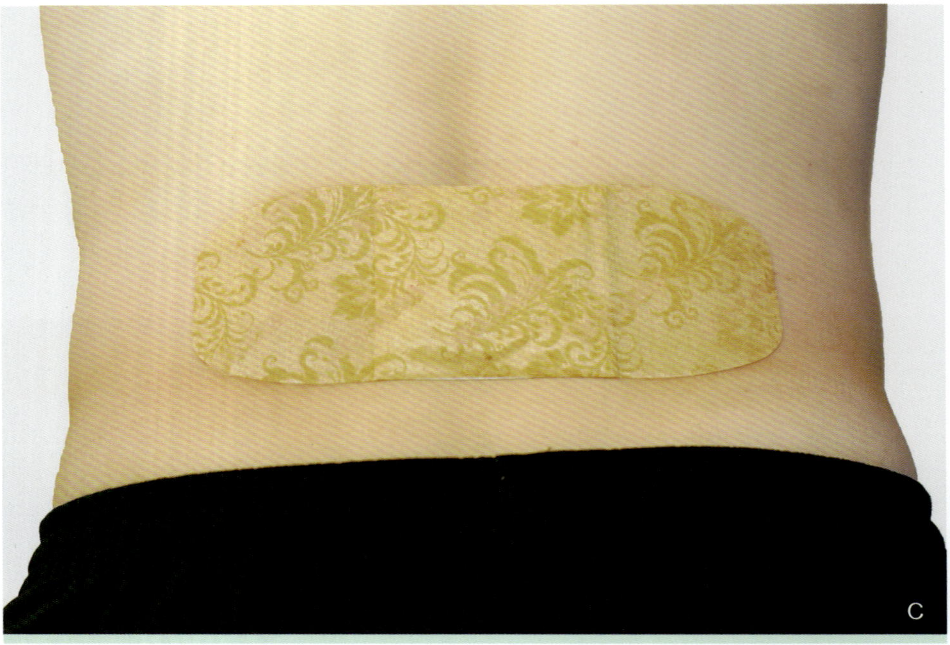

图 1-4-2（续）

注意事项

1. 禁忌

①急腹症未确诊时；②关节扭伤初期有水肿时；③疑内脏出血；④软组织伤或砸伤初期，疼痛或肿胀剧烈；⑤面部三角区感染化脓；⑥皮肤感染。

2. 防止烫伤

昏迷患者、局部感觉不灵敏者，不宜施治，以防止烫伤。皮肤发红起疱时应立即停止，对症处理。

笔记

五、冷敷缓解急性软组织肿胀技术

适用病症 训练中关节扭伤或软组织拉伤后出现的局部肿胀疼痛。

施术部位 肿胀疼痛的部位。

常用工具 冰袋、冷敷贴等。

操作方法

把冰袋（图 1–5–1、图 1–5–2）、冷敷贴（图 1–5–3）置于水肿部位，贴在肿胀部位处即可（图 1–5–4）。在此期间轻柔移动冰袋，避免局部温度过低。每部位冰敷 5～10 分钟为宜。时间不宜过长，避免冻伤。间隔 1～2 小时左右可再次冷敷，直至肿胀稳定。

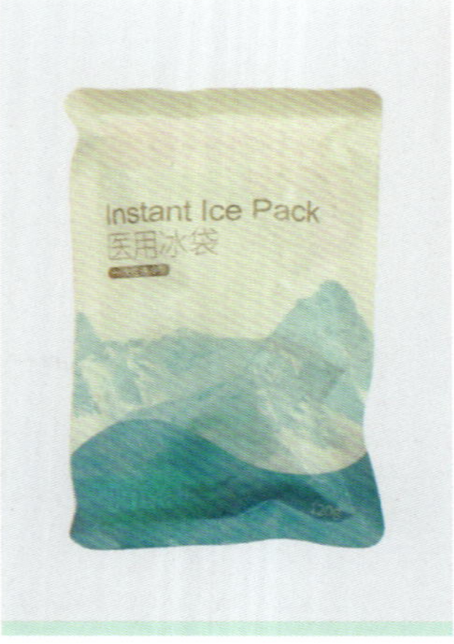

图 1–5–1　医用冰袋

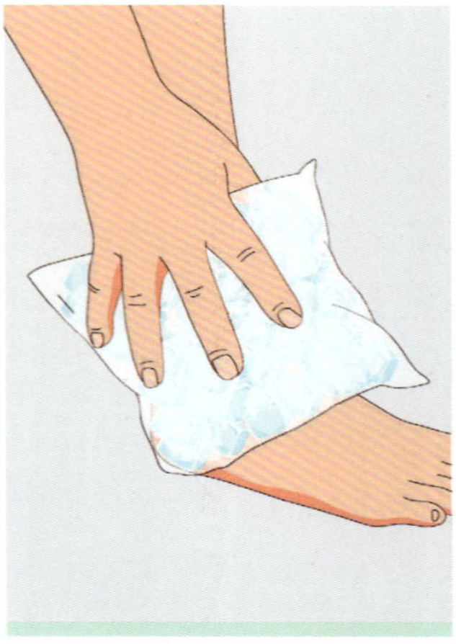

图 1–5–2　自制冰袋

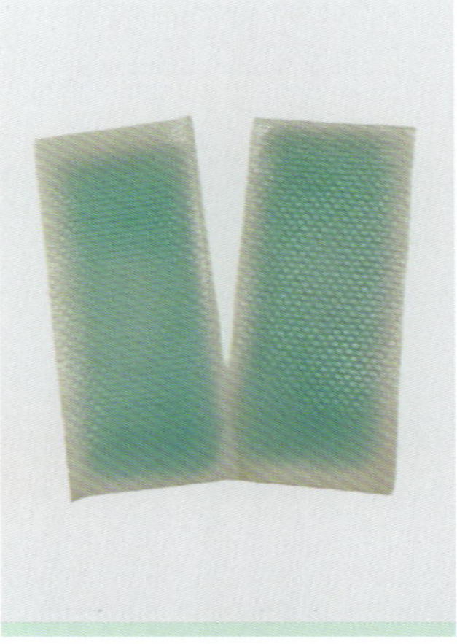

图 1–5–3　冷敷贴

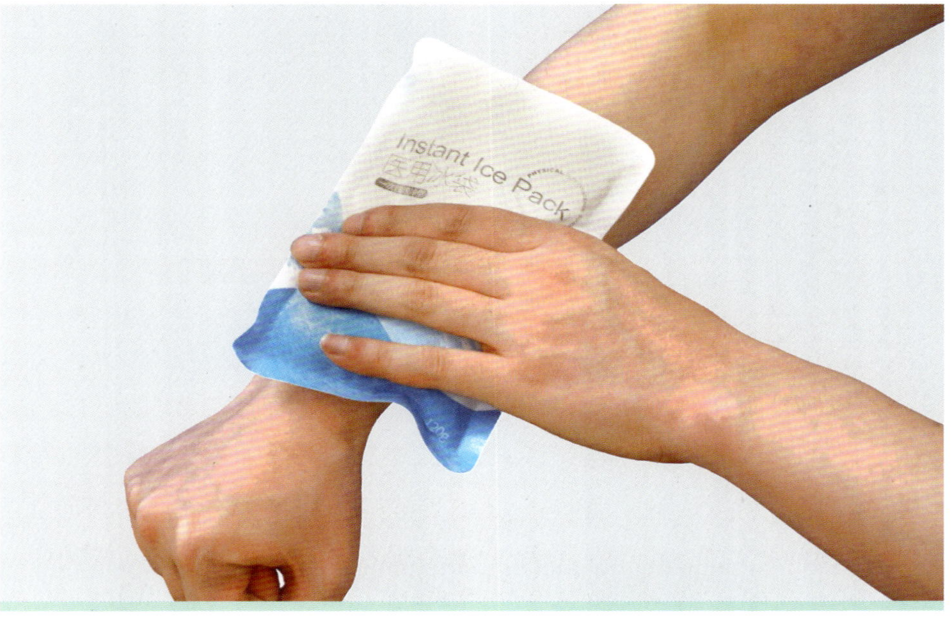

图 1-5-4 冷敷方法示意图

注意事项

1. 禁忌病症

开放性伤口、皮肤感觉异常（如糖尿病性神经病变）、循环障碍（如心血管疾病）。

2. 防止冻伤

注意隔物，时间不宜过长。必要时用毛巾包裹，避免温度过低。

3. 自制冰袋时，冰水比例以 1 : 1 为宜。

第二章

常见训练性疼痛的自治互治

一、颈痛——自我按摩

适用病症　障碍训练、负重训练中颈部过度前伸，或久坐导致肌筋膜紧张引起的慢性颈痛。对应颈椎病中的颈型（又称软组织型）、颈椎小关节紊乱病症。

颈部的急性损伤不在此列。

常用工具　颈夹按摩器（图 2–1–1）。

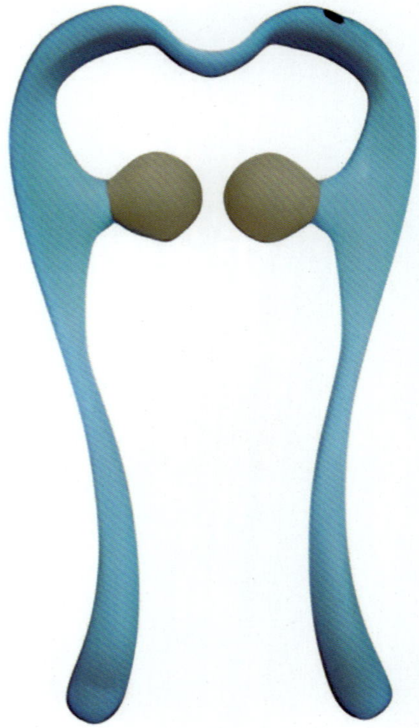

图 2–1–1　颈夹按摩器

操作部位　颈部后方的肌肉。

操作方法 采用颈部按摩器自我松解。双手紧握按摩器两端做开合运动，沿颈部寻找压痛点，用舒适力度反复压揉至疼痛减轻（图 2-1-2），或用手用力开合挤压颈部后方肌肉。

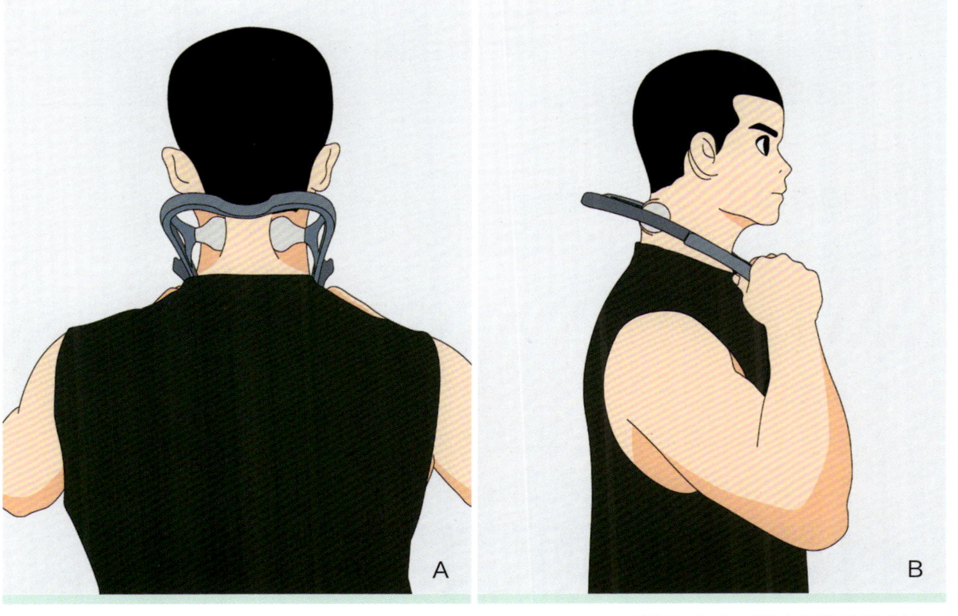

图 2-1-2 颈痛自我按摩方法

注意事项 只按摩颈后方的肌肉，不按摩侧面和前面，以免刺激颈动脉。

二、肩痛——穴位按压

适用病症

引体向上、投掷、游泳等上肢训练引起的肩痛，多位于肩关节前外侧，外展、上举、前屈动作时加重，尤其在 60°～120°的“疼痛弧”范围内疼痛最显著。对应肩峰撞击综合征、肩袖损伤、肱二头肌长头腱炎、冻结肩等病症。肩部骨折、急性肩袖撕裂、肌腱断裂等引发的肩痛不在此列。

操作部位

手穴、天宗穴。

操作方法

1. 手穴

在第二掌骨远端 1/4 处，紧贴掌骨内侧缘。

取患侧穴位，用另一只手的拇指从手背的一侧沿骨缘向下压，边压边沿着掌骨的长轴方向移动，寻找最明显的压痛点（图 2-2-1、视频 2-2-1）。肩部疼痛时上肢穴会有明显的压痛，疼痛越严重，压痛越明显。疼痛消失时，压痛也消失。按压时可以配合患肩轻微活动，一般按压数次即可缓解肩痛。

2. 天宗穴

在肩胛部，大致在肩胛骨的正中，冈下窝中央凹陷处（图 2-2-2）。

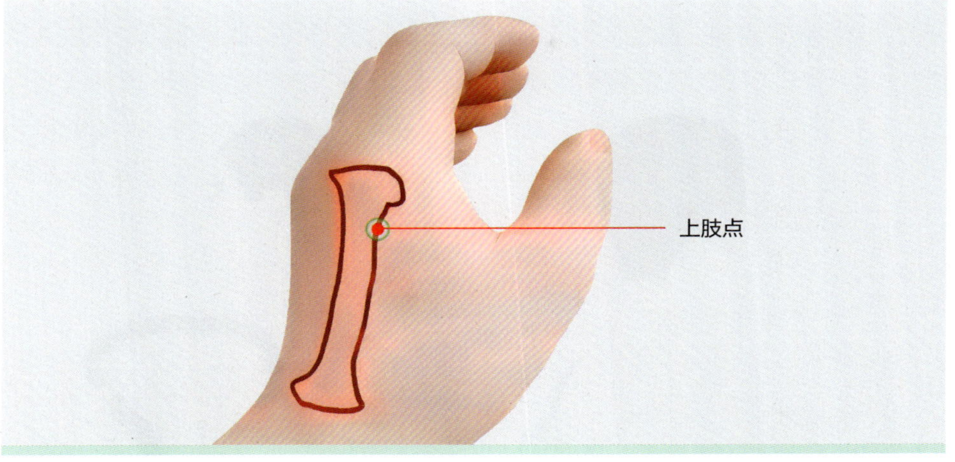

图 2-2-1 肩痛手穴按压点（上肢穴）

视频 2-2-1 肩痛手穴按压

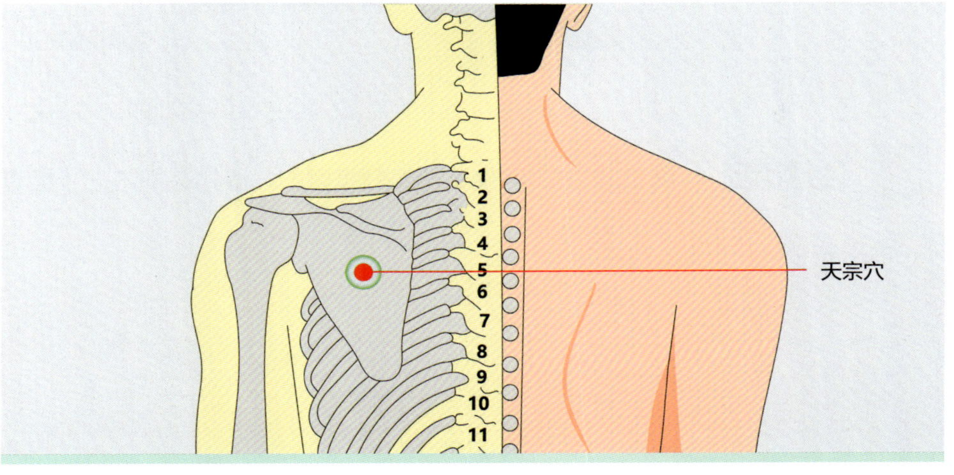

图 2-2-2 天宗穴定位

用按摩球进行按压（图 2-2-3），每次 5 ~10 分钟，可重复多次。也可用按摩杖顶压（图 2-2-4）。

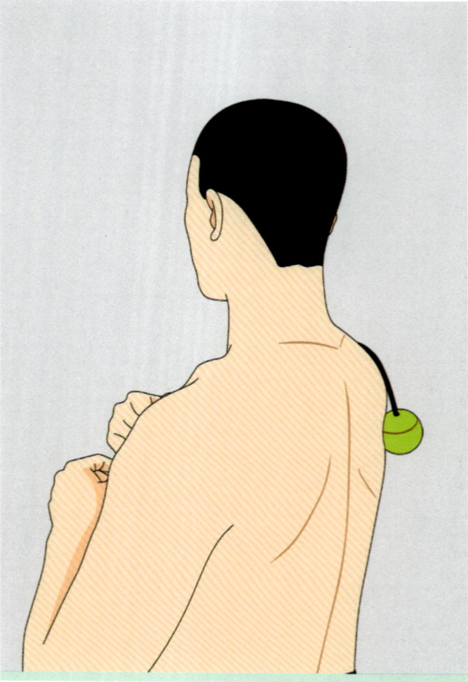

图 2-2-3　按摩球顶压法

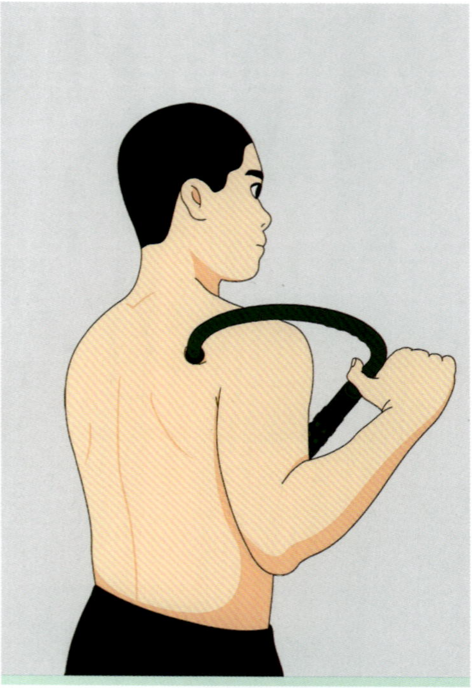

图 2-2-4　按摩杖按压法

注意事项　按压穴位后肩痛不能即刻缓解的，请找医师进一步检查治疗。

笔记

三、肘痛——滚轴按压

适用病症　投掷、游泳、单杠、匍匐前进、卧推、网球、乒乓球运动训练过程中，肘部、腕部反复屈伸、旋转导致的慢性肘关节疼痛。对应肱骨外上髁炎、肱骨内上髁炎、肘关节骨关节炎、肘关节滑膜皱襞综合征等。

常用工具　滚轴。

操作部位　前臂内侧、外侧的肌肉。

操作方法　由他人双手持滚轴，在前臂的内侧、外侧、桡侧、尺侧的肌肉上来回滚动（图2-3-1、视频2-3-1）。每次5～10分钟，可重复多次。

笔记

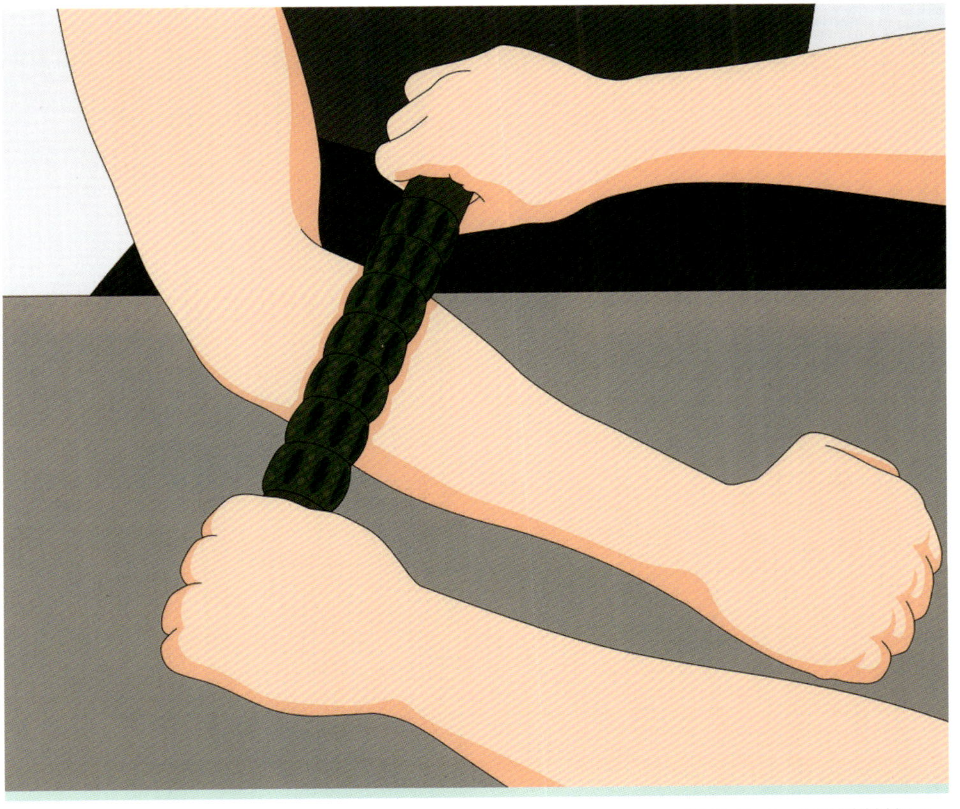

图 2-3-1 肘痛滚轴按压

视频 2-3-1 肘痛滚轴按压

四、腕痛——滚轴按压

适用病症 俯卧撑、拳击等训练，造成腕关节压力过大后出现的慢性腕关节疼痛。对应三角纤维软骨复合体损伤等病症。

常用工具 滚轴。

操作部位 前臂内侧、外侧的肌肉。

操作方法 由他人双手持滚轴，在前臂的内侧、外侧的肌肉上来回滚动（图 2-4-1、视频 2-4-1）。每次 5～10 分钟，可重复多次。

笔记

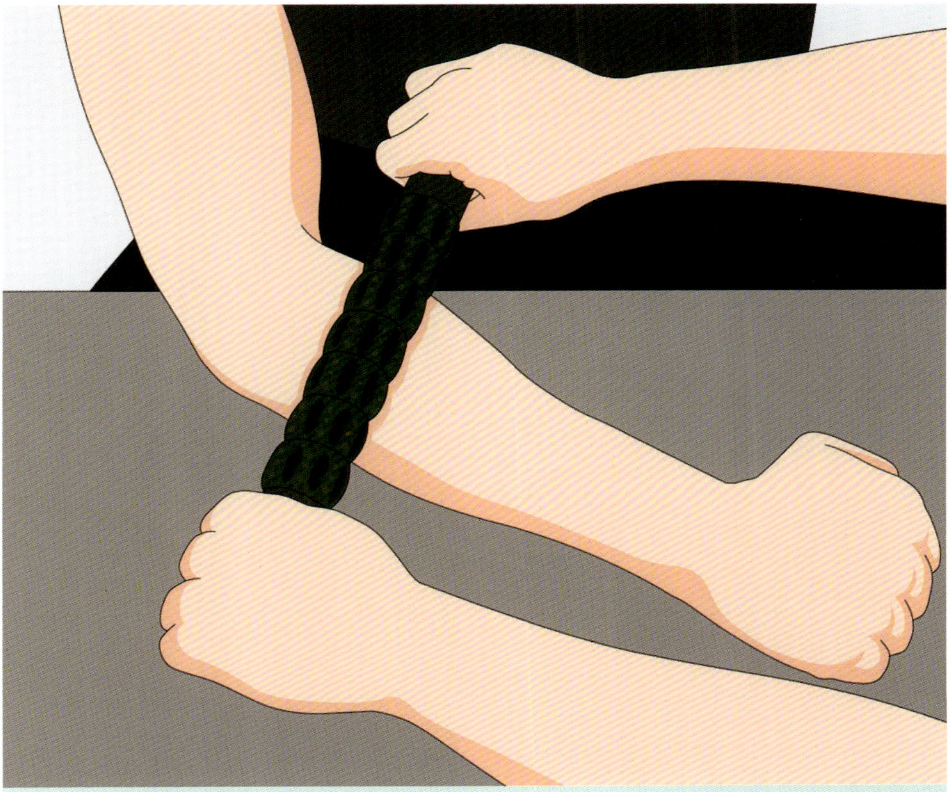

图 2-4-1 腕痛滚轴按压

视频 2-4-1 腕痛滚轴按压

五、背痛——湿热敷

适用病症

单杠训练、上肢的卧推牵拉或背部受寒导致的上背部慢性疼痛。对应斜方肌损伤、背肌筋膜炎、胸椎小关节紊乱、肩胛背神经卡压综合征等病症。

常用工具

热水袋、热敷袋、热毛巾等（图 2-5-1）。

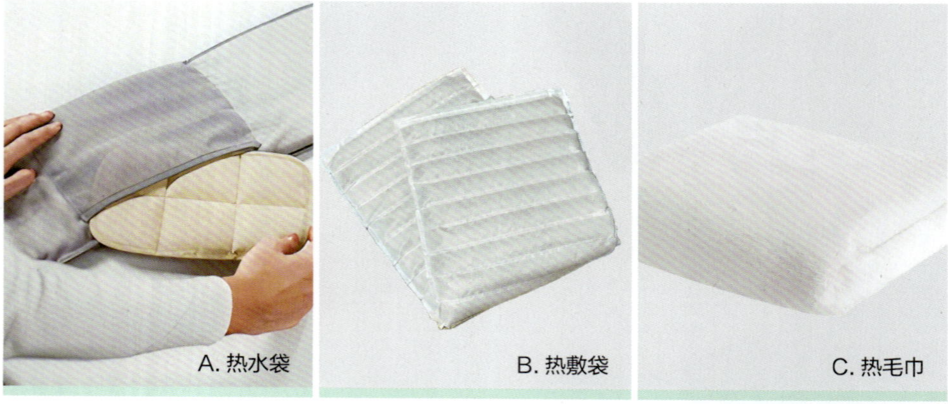

A. 热水袋　B. 热敷袋　C. 热毛巾

图 2-5-1　常用热敷包

操作方法

将纱布或小毛巾放在热水（或添加活血化瘀中药液）中浸湿拧干，放在背部疼痛部位，加盖一层塑料薄膜，然后再覆上热水袋、盐包、热敷袋等，上面还可以再加盖干毛巾或棉垫，以保持热度（图 2-5-2、视频 2-5-1）。温度以不感觉烫、能耐受为原则。湿热敷一般为 10 ~ 15 分钟。在热敷过程中，应注意观察局部皮肤颜色，询问患者感觉，避免发生烫伤，热敷后应将局部擦干盖好，避免着凉。

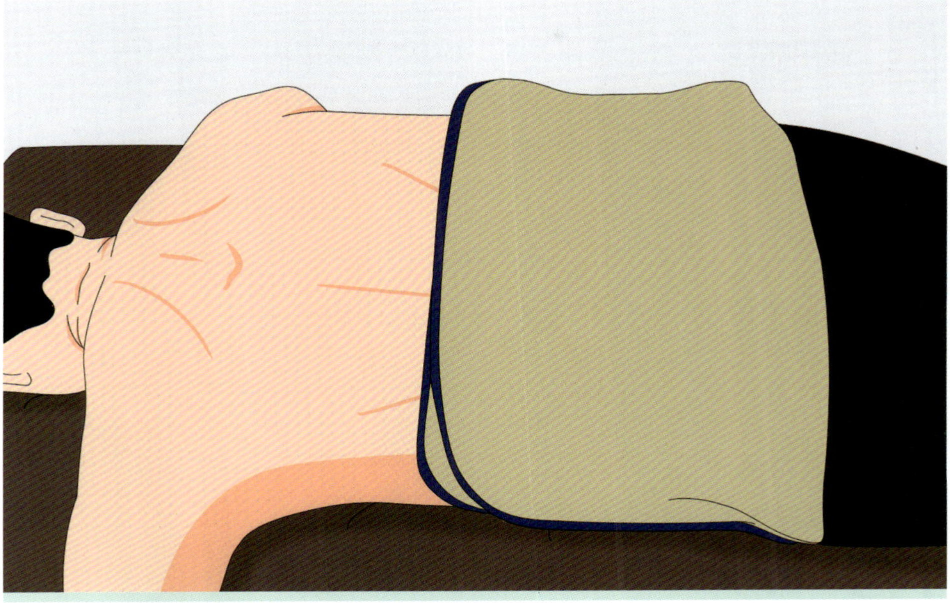

图 2-5-2　背部湿热敷

视频 2-5-1　背痛湿热敷

注意事项　热敷过程中应加强观察，防止烫伤；急性炎症、有伤口的部位不宜做湿热敷；局部感觉不灵敏者，不宜施治，以防止烫伤。若有烫伤及时对症处理。

六、腰痛——花生球等按压

适用病症

腰部屈伸运动（例如弯腰搬重物、提杠铃）和旋转运动（例如投掷训练）损伤导致的慢性腰痛。对应腰肌劳损、腰椎间盘突出症、腰椎小关节紊乱、腰背肌筋膜炎等病症。

常用工具

花生球、滚筒、泡沫轴等（图 2–6–1）。

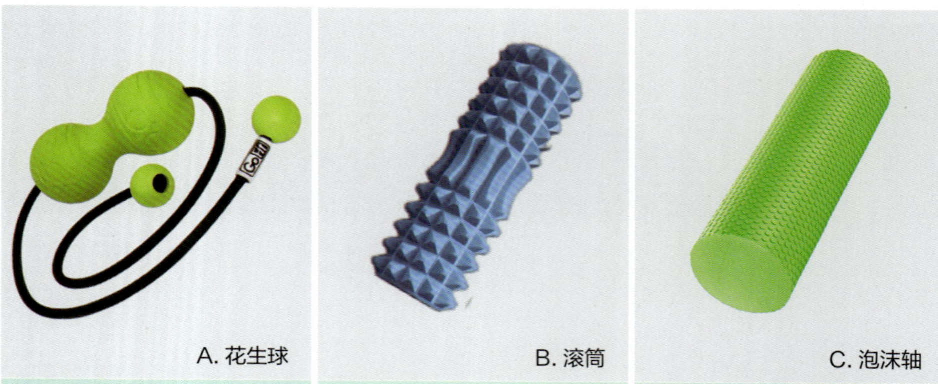

图 2–6–1　腰痛常用工具

操作方法

背靠墙站立，将花生球的隆起部位针对脊柱两侧，用力将球压在墙上，做屈膝伸膝的动作，使腰部的竖脊肌在球上来回滚动放松（图 2–6–2）。每次做 5 分钟左右。也可以用泡沫轴或滚筒在地面上对竖脊肌进行按压（图 2–6–3、视频 2–6–1）。

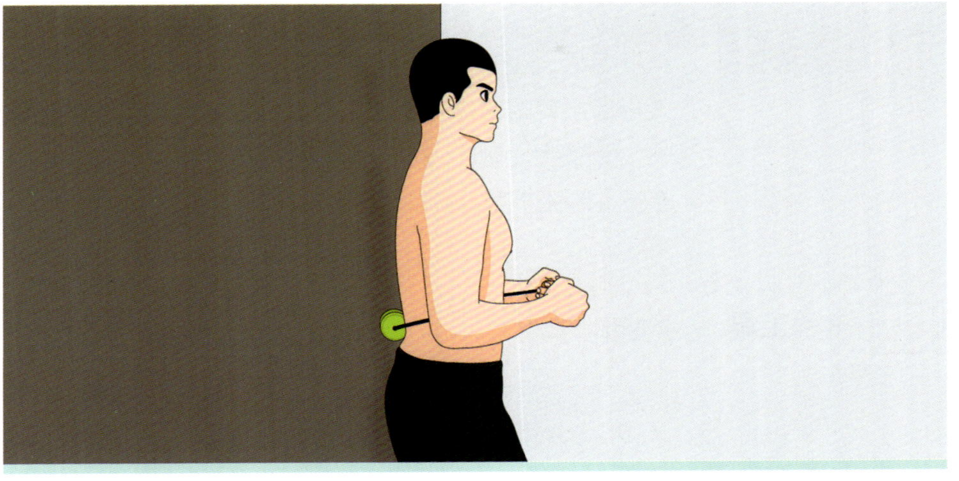

图 2-6-2　站立位花生球按压

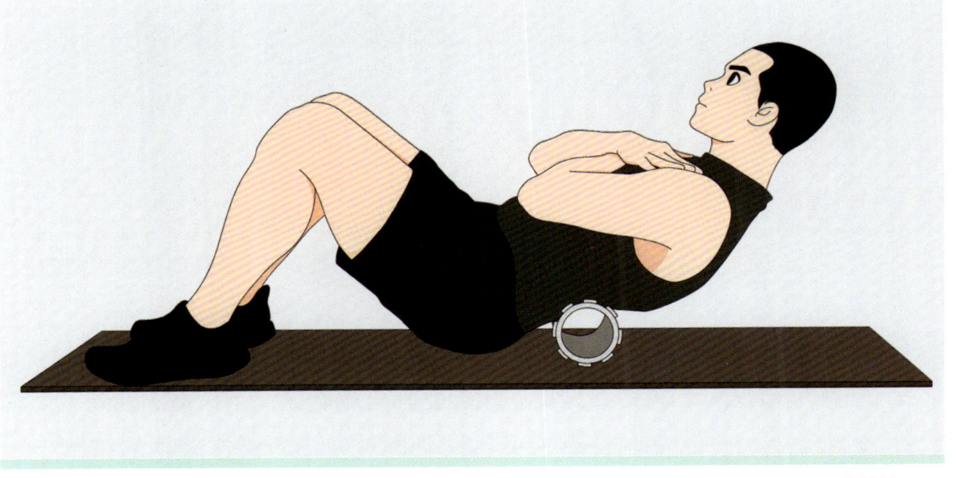

图 2-6-3　仰卧位滚筒按压

视频 2-6-1　腰痛滚筒放松

七、髋痛——按摩球按压

适用病症

跑步运动、自行车运动、踢正步等反复屈髋伸髋及久站、久行后出现的髋痛，膝外侧与大腿外侧疼痛，髋关节弹响，臀部肌肉僵硬。对应阔筋膜张肌劳损、髋关节撞击综合征、髋关节盂唇撕裂等病症。

常用工具

按摩球（图 2-7-1）。

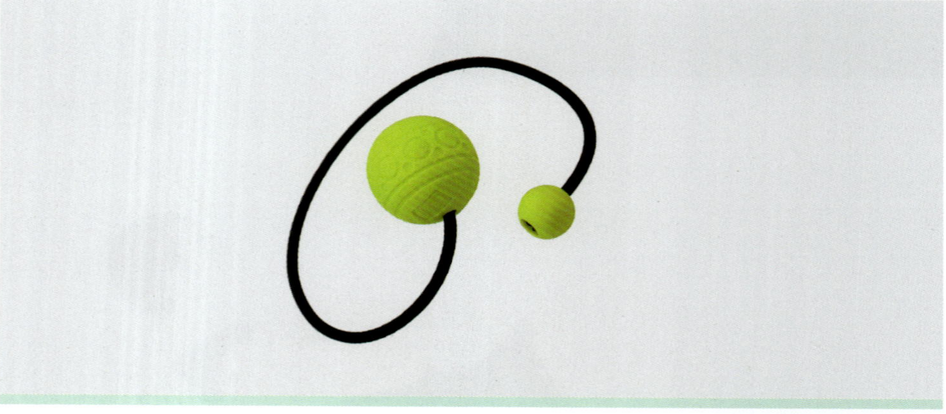

图 2-7-1　髋痛常用工具按摩球

操作方法

将按摩球置于髋部侧面与墙面之间，在最痛点处（大转子与骶骨之间肌肉肥厚处）进行缓慢轻柔的按摩挤压（图 2-7-2、视频 2-7-1）。每次 5～10 分钟，可重复多次。

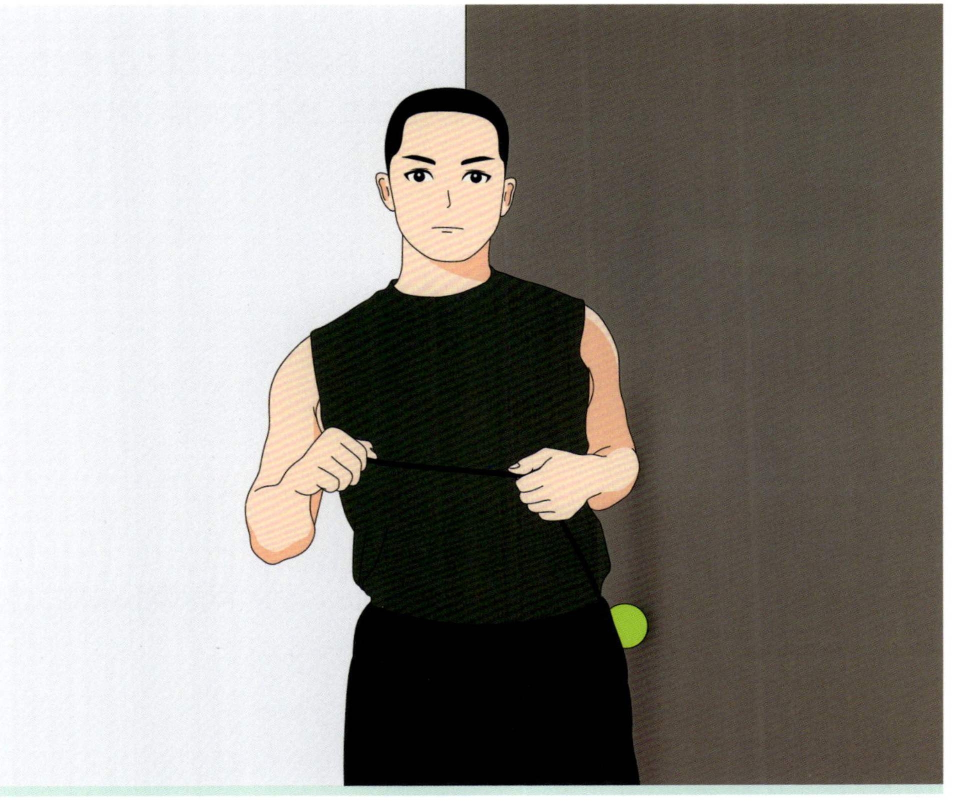

图 2-7-2　髋痛按摩球墙面挤压法

视频 2-7-1　髋痛按摩球墙面挤压法

注意事项　操作时缓慢移动，根据患者的疼痛情况以掌握压力大小。

八、膝痛——抓皮、滚轴和拔罐

适用病症 跑步、蹲起、蛙跳等训练引起的慢性膝痛，对应于膝骨性关节炎、髌骨软化、半月板损伤、膝关节侧副韧带损伤等病症。

常用工具 滚轴、硅胶罐。

操作部位 大腿前面的股四头肌及其筋膜。

操作方法

1. 自我浅筋膜松解术（抓皮）

四指呈钳状，提拉大腿前面的皮下脂肪组织，至皮下组织和深层肌肉之间没有粘连为止（图 2-8-1）。

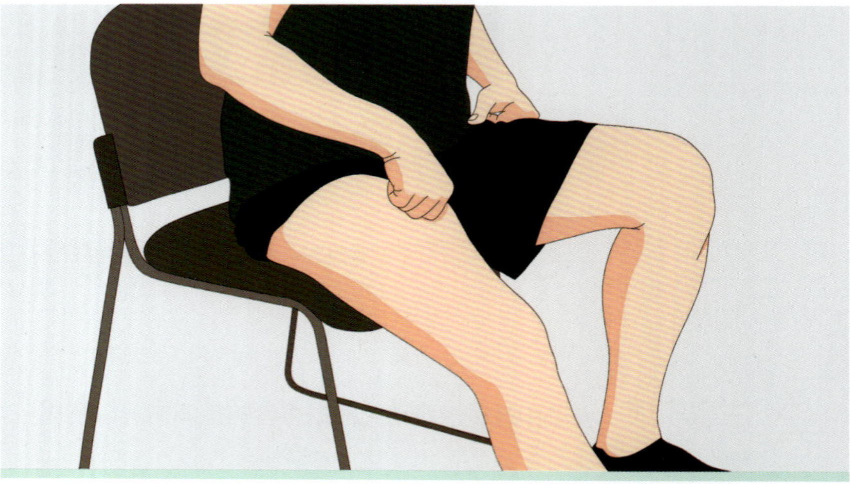

图 2-8-1　自我浅筋膜松解术（抓皮）

2. 滚轴法

用滚轴滚动按压股四头肌的前侧、内侧、外侧（图 2-8-2）。每次 5～10 分钟，可重复多次。

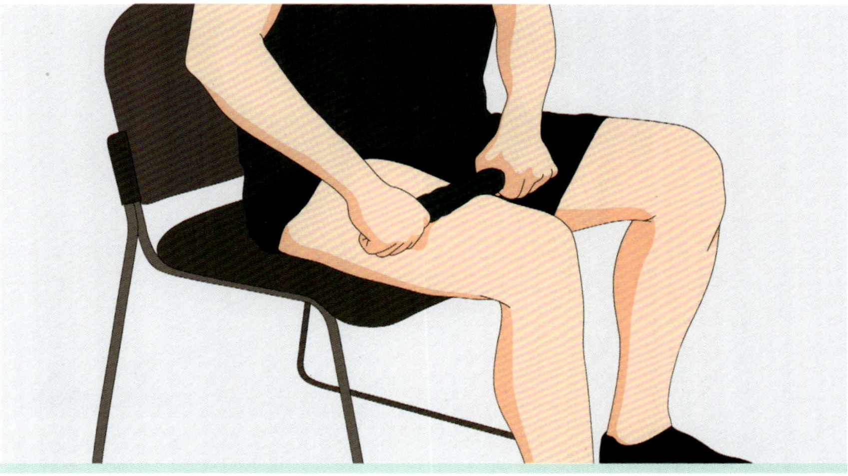

图 2-8-2 滚轴法

3. 拔罐法

用硅胶罐，在大腿正前方拔两个罐，内侧、外侧各拔一个（对应股四头肌的 4 个力线），将硅胶罐吸附在大腿上，同时进行膝关节的屈伸运动。每次 10～15 分钟，可重复多次。（图 2-8-3）

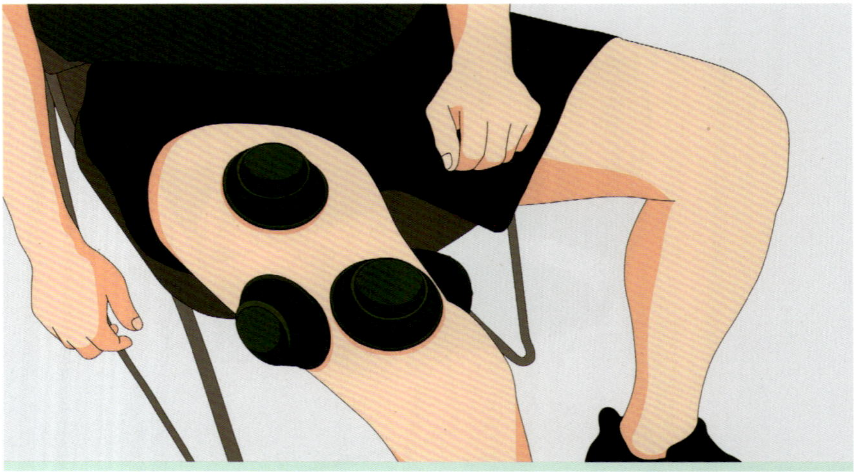

图 2-8-3　拔罐法

注意事项　只滚肌肉处，不滚关节骨骼处。本方法应用多年，疗效显著，被称为“膝三招（抓皮、滚轴和拔罐）”（视频 2-8-1），对大部分训练性膝痛都有效。老年人股四头肌无力引起的疼痛要配合训练。

视频 2-8-1　“膝三招”

笔记

九、急性踝扭伤——点穴按压

适用病症 跑步、跳跃中出现的急性踝扭伤。

操作部位 第二掌骨足穴。足穴在第二掌骨底端，在掌骨和腕骨之间的凹陷里（图 2-9-1）。屈腕时有明显凹陷。

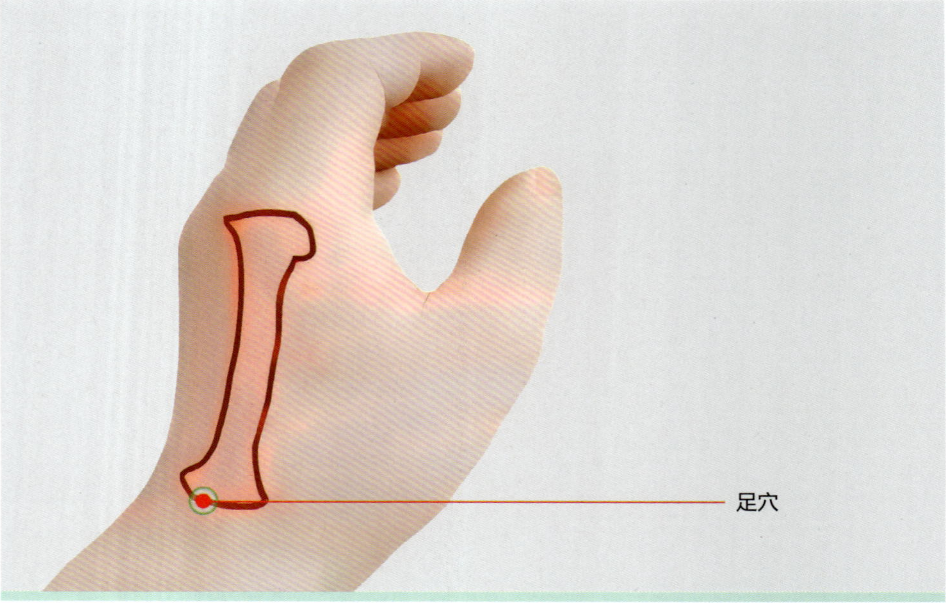

图 2-9-1 足穴

操作方法

选取扭伤一侧的手部足穴，用另一只手的拇指卡压在穴位的凹陷处，寻找到压痛点，进行点压按摩，同时配合患侧踝关节的轻微环绕活动（图 2-9-2、视频 2-9-1）。一般在数分钟内踝关节疼痛可以缓解，活动度增大。每次 5 分钟，可以重复多次，直至症状完全缓解。

如有肿胀可配合冰敷，一般在扭伤后的 48 小时内，每次 5 ~10 分钟，间隔 1 ~2 小时左右可再次重复，直至肿胀稳定。

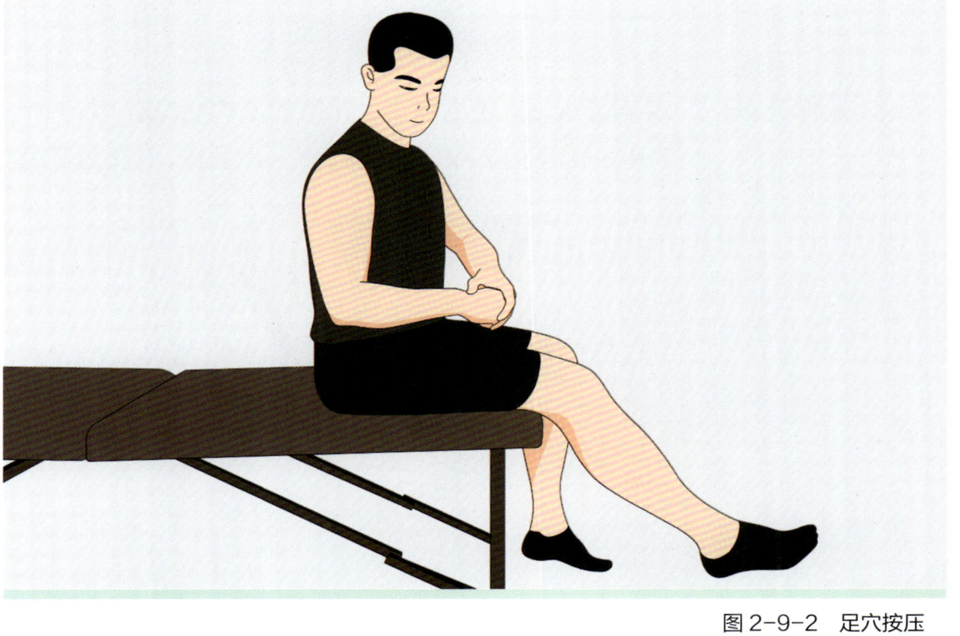

图 2-9-2 足穴按压

视频 2-9-1 急性踝扭伤穴位按压

十、慢性踝痛——滚轴放松

适用病症 急性踝扭伤后迁延不愈形成的慢性踝关节疼痛。对应踝关节内、外侧副韧带损伤、下胫腓联合韧带、跗骨窦综合征等病症。

常用工具 滚轴。

操作部位 小腿外侧、后侧的肌肉。

操作方法 双手持滚轴，在小腿前、外侧的肌肉上来回滚动（图2-10-1、视频2-10-1）。每次5～10分钟，可重复多次。

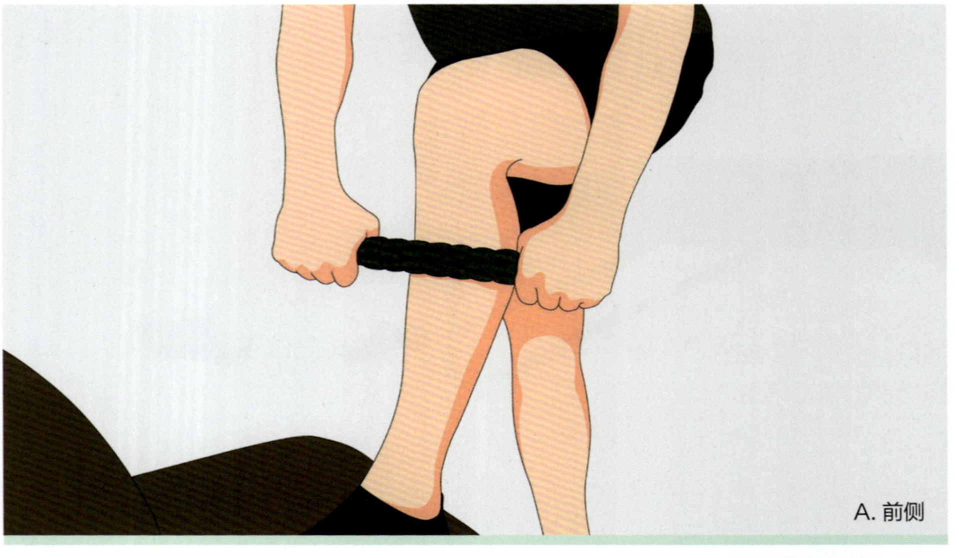

图 2-10-1 慢性踝痛滚轴放松

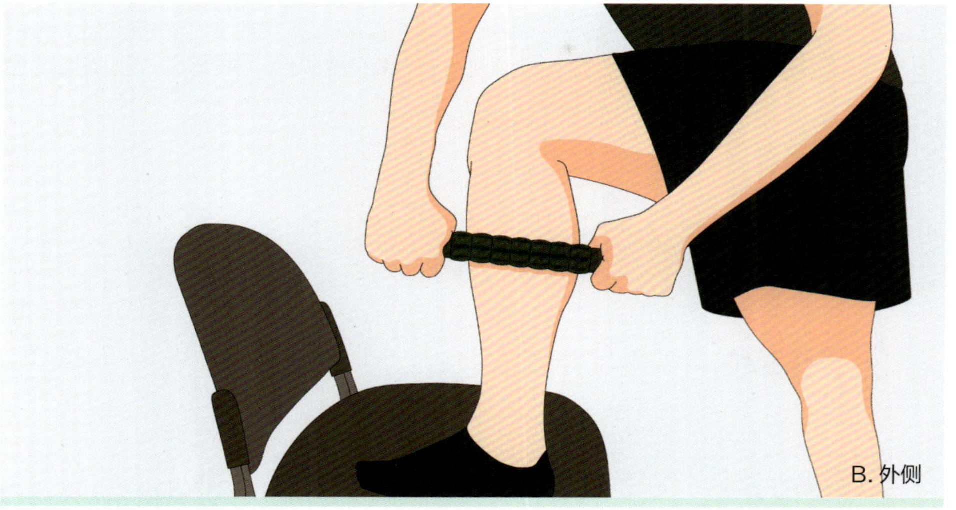

图 2-10-1（续）

视频 2-10-1 慢性踝痛滚轴放松

注意事项 只滚肌肉处，不滚骨面和关节处。

笔记

十一、足跟痛——滚筒（轴）按压

适用病症 跑步、久站、久行后出现的足跟痛、跟腱炎，小腿酸痛疲劳，足底筋膜炎。

常用工具 滚轴、滚筒。

操作部位 小腿三头肌。

操作方法 站立位屈膝，患侧脚踩在凳子上，用滚轴在小腿后方来回滚动（图 2-11-1）。每次 5～10 分钟，可重复多次。或仰卧，将滚筒放于小腿下方，双手位于身后支撑身体，臀部悬空，让滚筒在腘窝与足跟之间来回滚动（图 2-11-2）。足跟痛滚轴、滚筒放松法具体操作见视频 2-11-1。

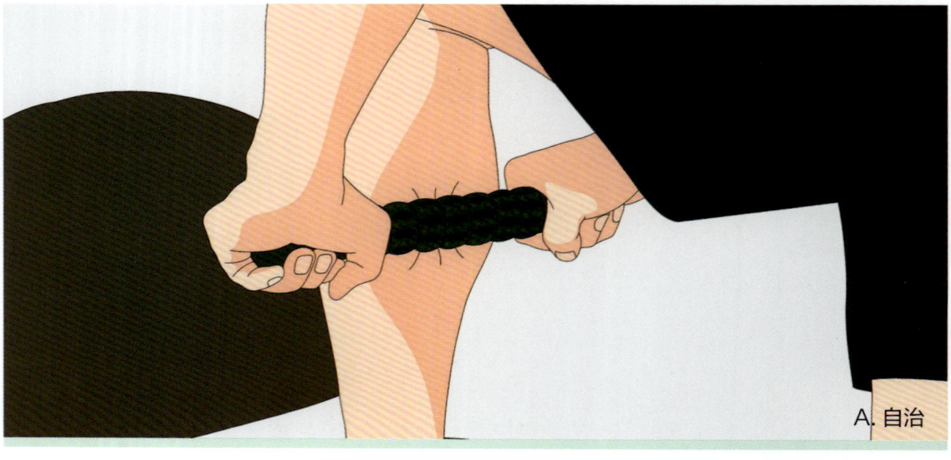

图 2-11-1　滚轴按压小腿三头肌

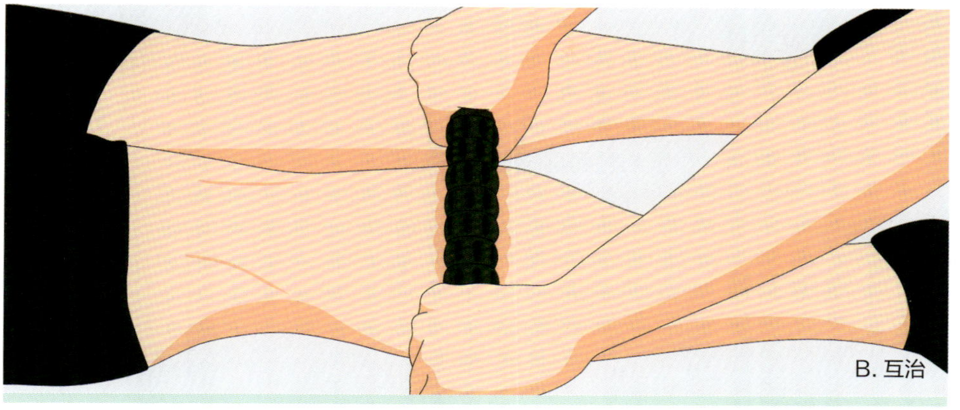

B. 互治

图 2-11-1（续）

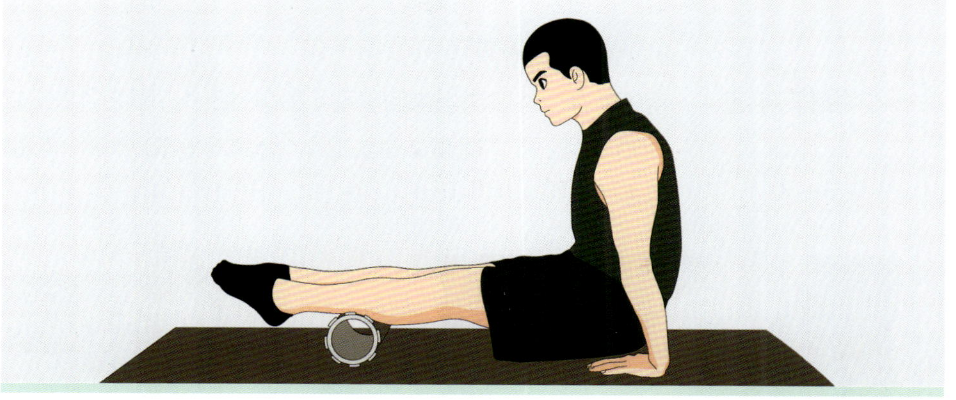

图 2-11-2 滚筒按压小腿三头肌

视频 2-11-1 足跟痛滚轴、滚筒按压

注意事项 腹部微收，保持躯干稳定，移动要缓慢。只滚肌肉处，不滚腘窝。

十二、胫骨、跖骨疲劳性骨膜炎——滚轴按压

适用病症　新兵训练、长途步行拉练、连续长跑训练后出现胫骨、跖骨疲劳性骨膜炎，骨膜水肿疼痛。多表现为胫骨中下段或足部跖骨区域的疼痛。

常用工具　滚轴。

操作部位　胫骨疼痛滚大腿前面的股四头肌群，跖骨骨膜疼痛滚小腿胫骨外侧的胫骨前肌、趾长伸肌、拇长伸肌等。

操作方法　用滚轴在上述肌肉上来回滚动（图 2-12-1、图 2-12-2、视频 2-12-1、视频 2-12-2）。每次 5～10 分钟，可重复多次。

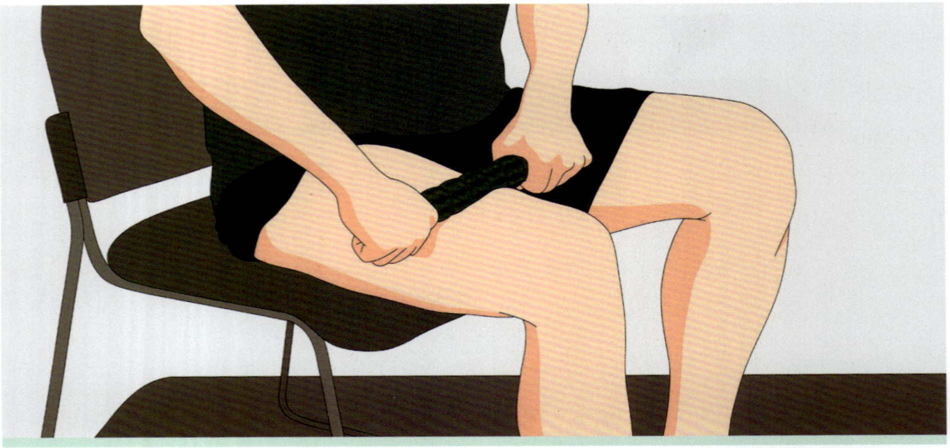

图 2-12-1　跖骨疲劳性骨膜炎滚轴按压

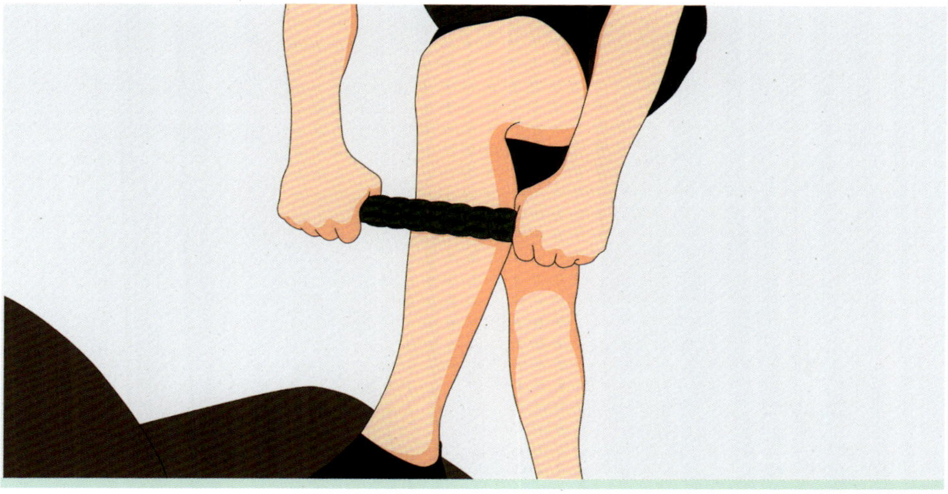

图 2-12-2 胫骨疲劳性骨膜炎滚轴按压

视频 2-12-1
跖骨疲劳性骨膜炎滚轴按压

视频 2-12-2
胫骨疲劳性骨膜炎滚轴按压

注意事项

1. 只滚肌肉处，不滚骨面和关节处。
2. 要排除疲劳性骨折。一般情况下，滚压 10 分钟左右，疼痛部位可以明显缓解。如不缓解，请进一步检查或采用其他疗法。

第三章

特殊运动损伤的自治互治

一、负重越野常见肌肉损伤与治疗

概 述

负重越野过程中，颈肩部承重较大，头部成前倾状态。容易损伤胸锁乳突肌、斜方肌。

操作方法

1. 胸锁乳突肌

示意图见图 3-1-1。

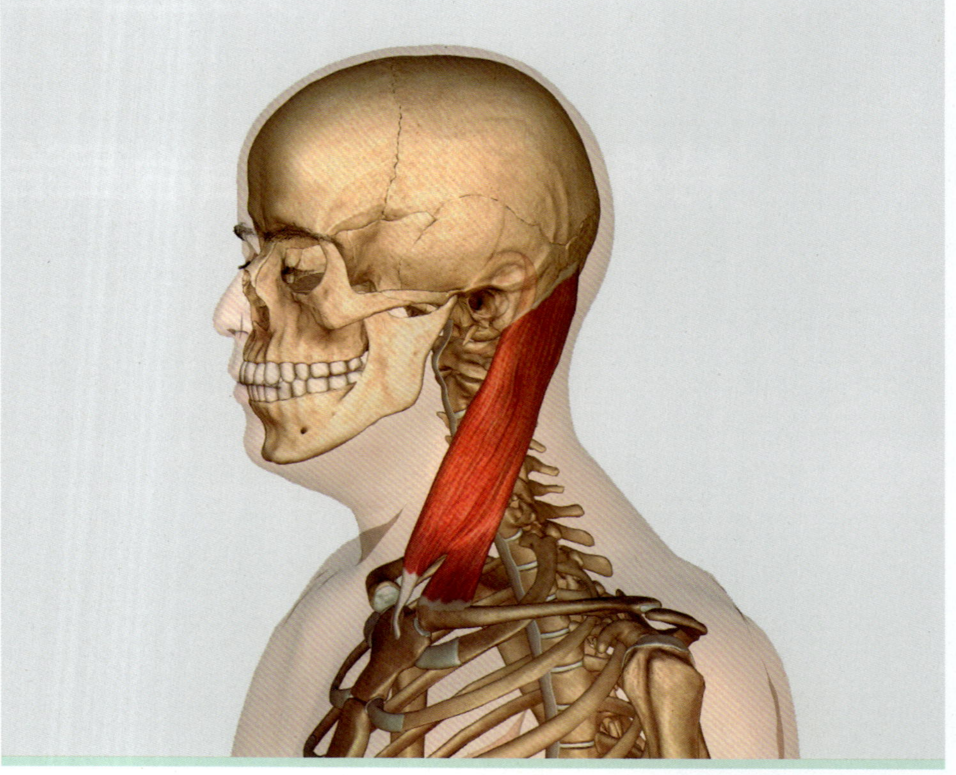

图 3-1-1 胸锁乳突肌

胸锁乳突肌按摩法：站立或坐位，找到胸锁乳突肌起止点（胸骨上方、乳突）和肌腹上的痛性筋结点，用拇指指腹缓慢轻柔地按摩（图 3-1-2、视频 3-1-1）。

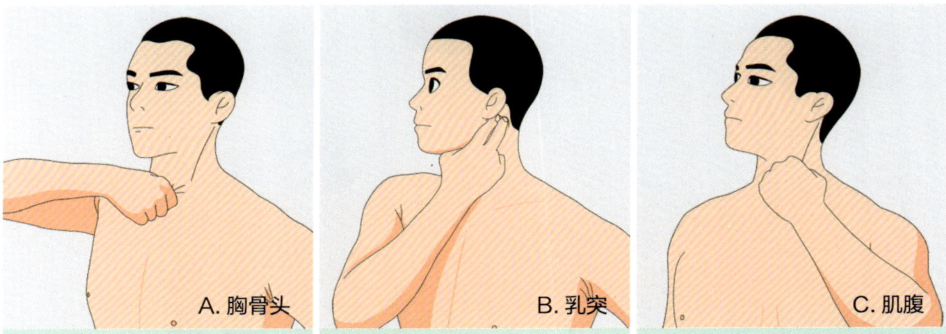

图 3-1-2 胸锁乳突肌按摩

视频 3-1-1 胸锁乳突肌按摩

2. 斜方肌

示意图见图 3-1-3。

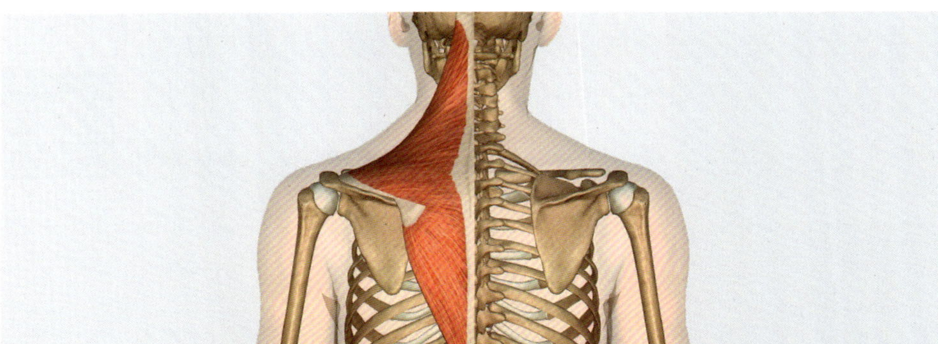

图 3-1-3 斜方肌

（1）上斜方肌按摩法：站立或坐位，找到上斜方肌止点（锁骨外侧 1/3 及肩峰、肩胛冈），用按摩杖进行缓慢轻柔的按摩（图 3-1-4、视频 3-1-2）。每次 5 ~10 分钟，可重复多次。

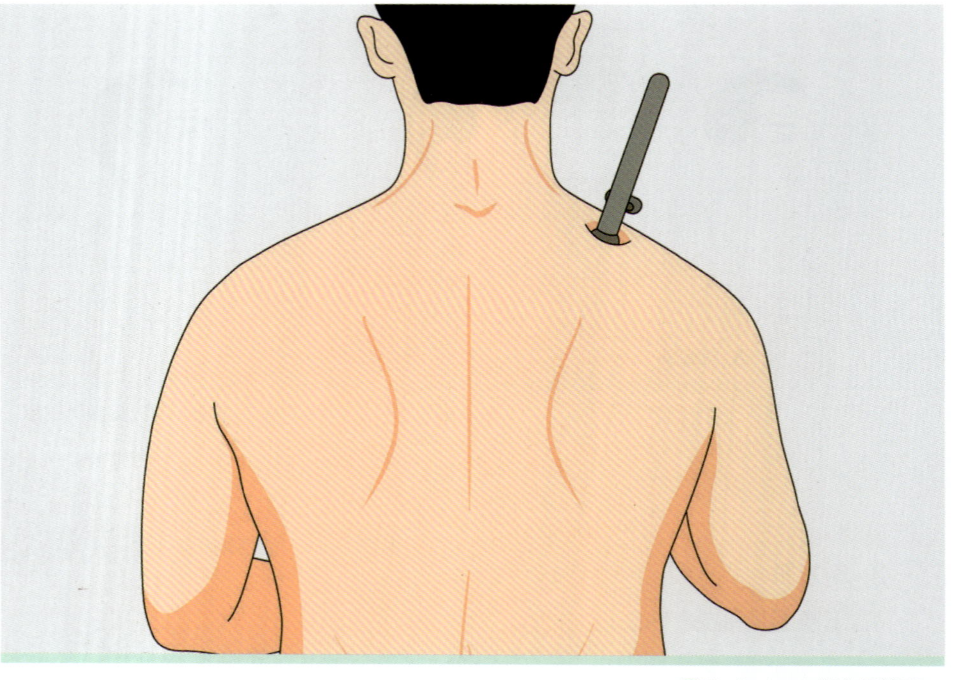

图 3-1-4　上斜方肌按摩

视频 3-1-2　上斜方肌按摩

（2）中下斜方肌按摩法：站立或坐位，找到冈三角（肩胛冈内侧，像三角形的嵴部，称为冈三角，冈三角是斜方肌、冈上肌、冈下肌和三角肌等肌纤维的附着处，见图 3-1-5）。使用按摩杖进行缓慢轻柔的按摩（图 3-1-6、视频 3-1-3）。

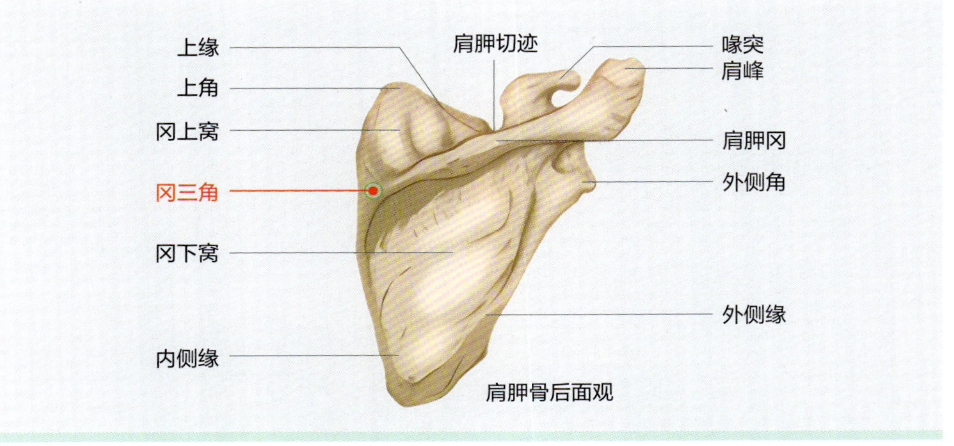

图 3-1-5　冈三角

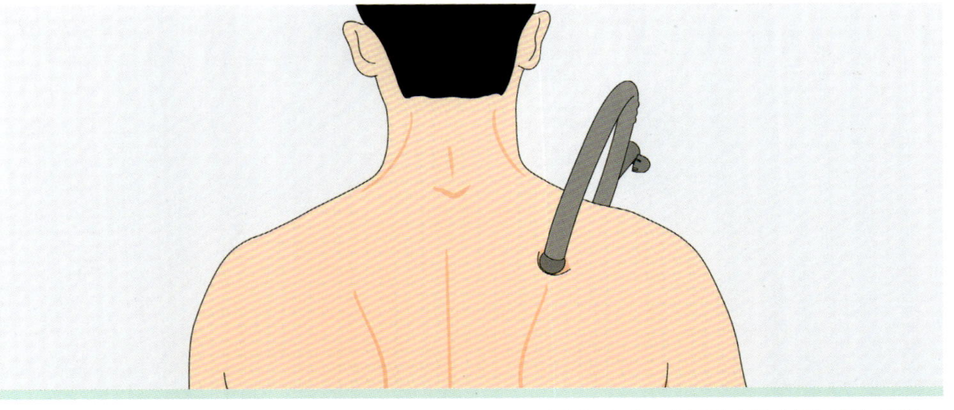

图 3-1-6　中下斜方肌（冈三角）按摩

视频 3-1-3　中下斜方肌（冈三角）按摩

二、投掷训练常见肌肉损伤与治疗

概 述

投掷训练虽然涉及全身协调发力，但更容易损伤肩部和上肢的肌肉，例如肱二头肌、三角肌、肱三头肌、冈上肌、冈下肌等。

操作方法

1. 肱二头肌

示意图见图 3-2-1。

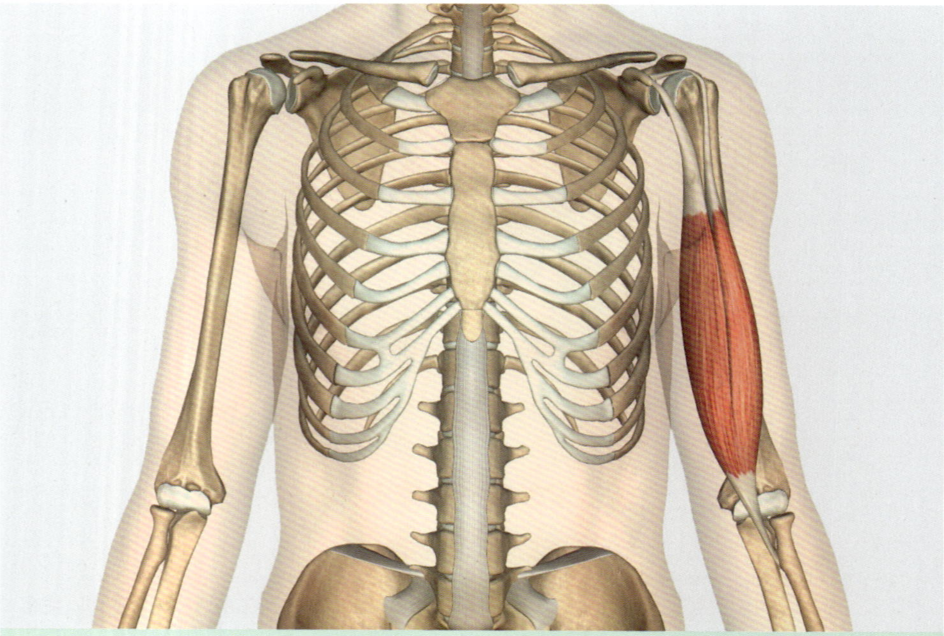

图 3-2-1　肱二头肌

肱二头肌按摩法：患侧屈肘，用一手大拇指点按肱二头肌喙突下的附着点喙突骨面（图 3-2-2、视频 3-2-1），局部疼痛减轻时停止。

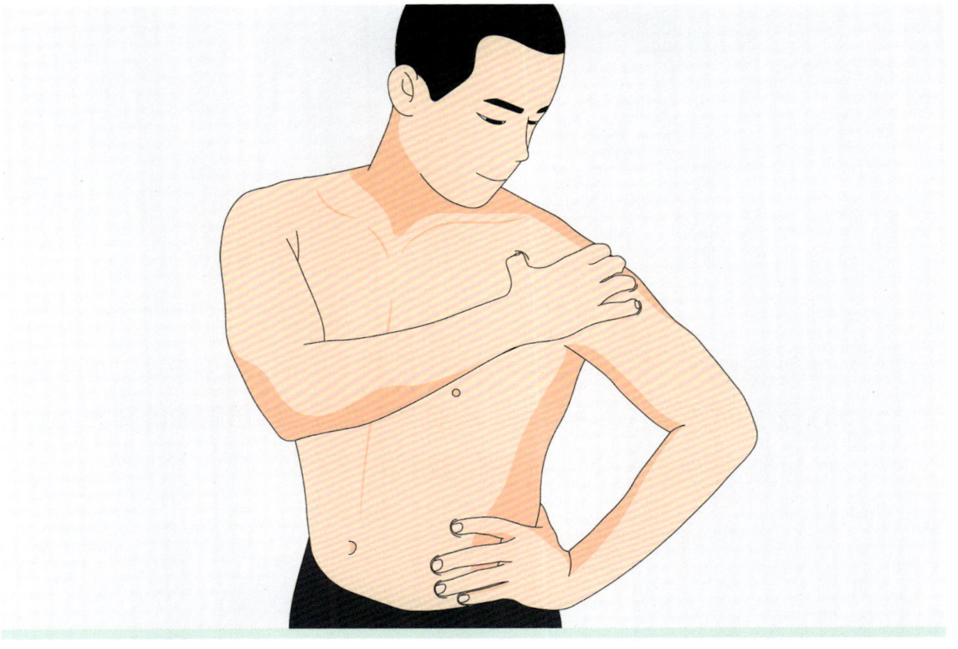

图 3-2-2　肱二头肌喙突按摩

视频 3-2-1　肱二头肌喙突按摩

2. 三角肌

示意图见图 3-2-3。

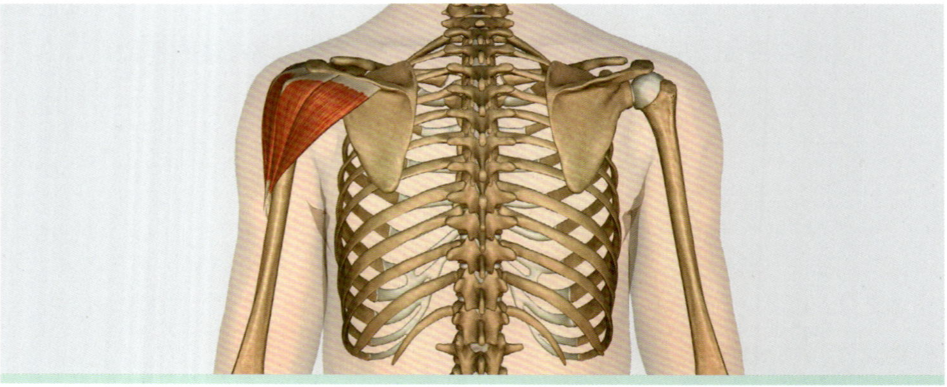

图 3-2-3　三角肌

三角肌按摩法：站立或坐位，患侧手叉腰，另一手找到患侧三角肌前束和中束的缝隙处，用示指、中指指腹点按此缝隙与肩峰的交界处（图 3-2-4、视频 3-2-2），局部疼痛减轻时停止。

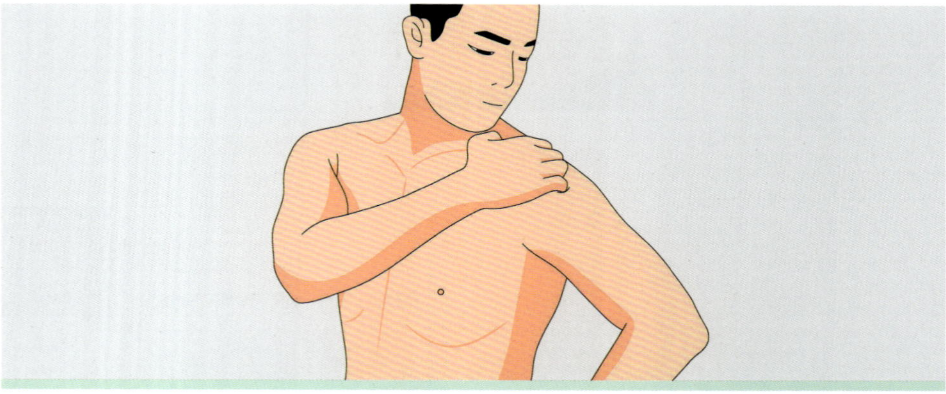

图 3-2-4　三角肌按摩

视频 3-2-2　三角肌按摩

3. 肱三头肌

示意图见图 3-2-5。

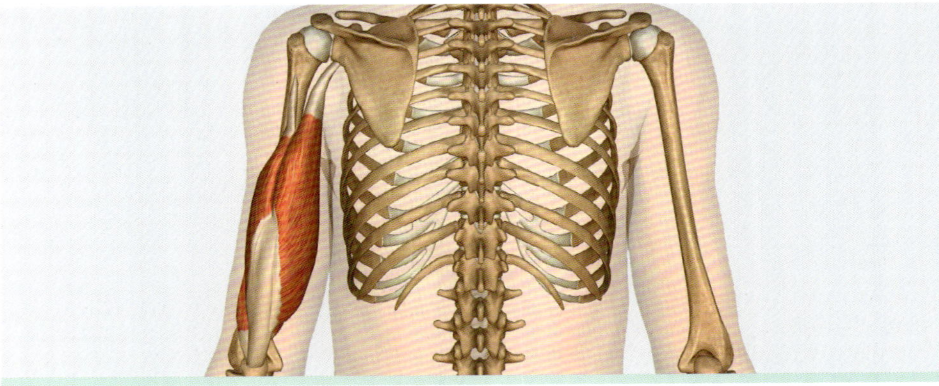

图 3-2-5 肱三头肌

肱三头肌按摩法：站立位，找到患侧肩胛骨外侧缘内上方的突起（盂下结节），用按摩球靠墙按压或按摩杖按压（图 3-2-6、视频 3-2-3），局部疼痛减轻时停止。

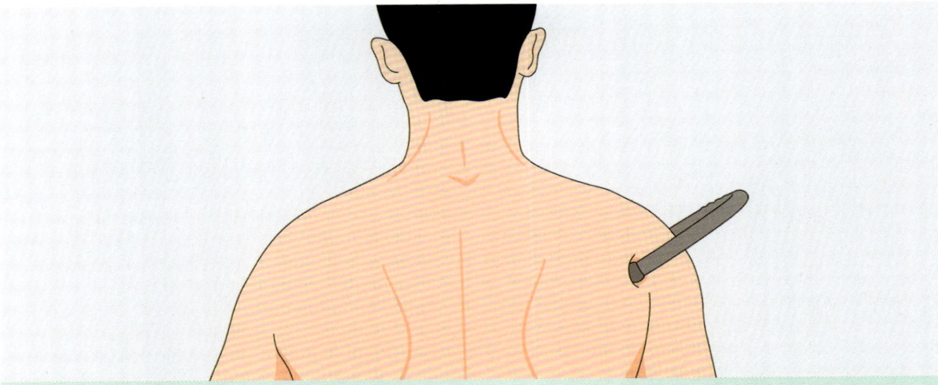

图 3-2-6 肱三头肌盂下结节按摩

视频 3-2-3 肱三头肌盂下结节按摩

4. 冈上肌

示意图见图 3-2-7。

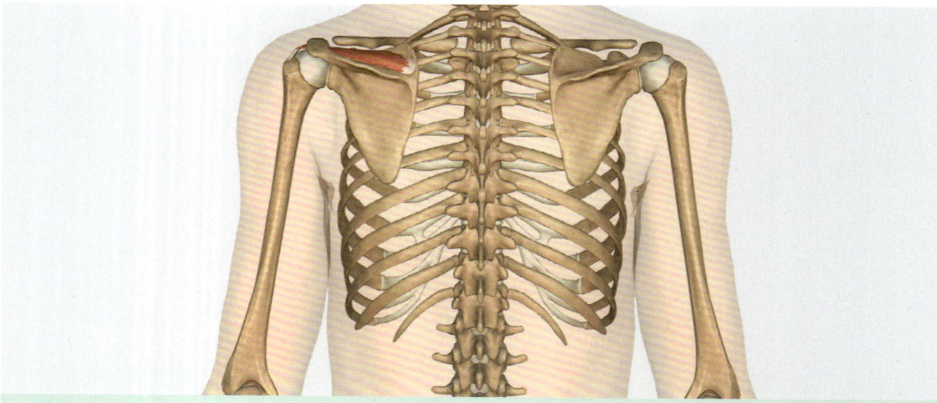

图 3-2-7　冈上肌

冈上肌按摩法：站立或坐位，找到冈上窝，用按摩杖进行按压（图 3-2-8、视频 3-2-4），局部疼痛减轻时停止。

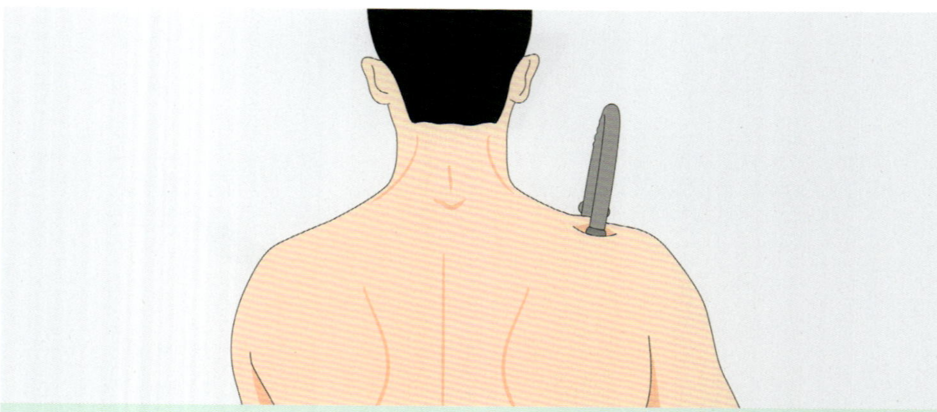

图 3-2-8　冈上肌按摩

视频 3-2-4　冈上肌按摩

5. 冈下肌

示意图见图 3-2-9。

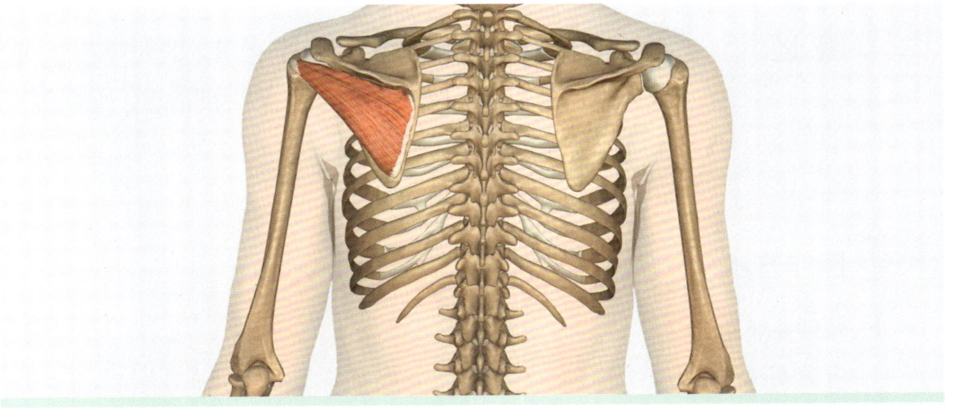

图 3-2-9　冈下肌

冈下肌按摩法：站立或坐位，找到冈下窝，用按摩球靠墙按压或按摩杖按压（图 3-2-10、视频 3-2-5），局部疼痛减轻时停止。

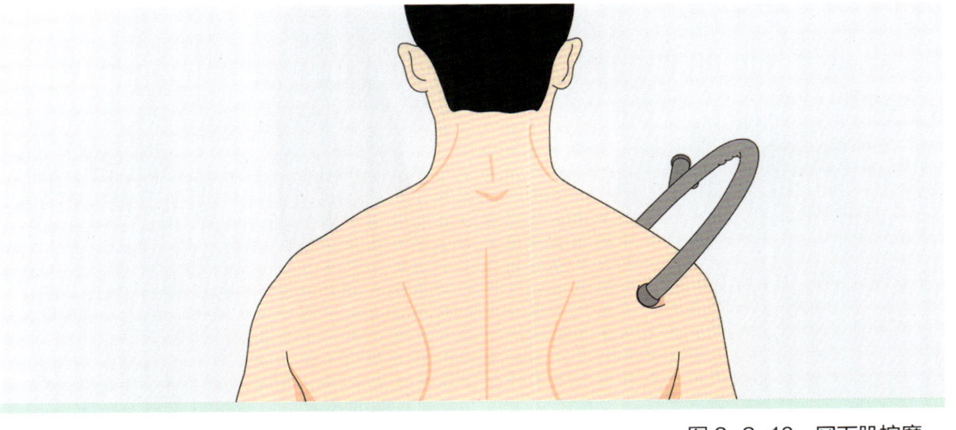

图 3-2-10　冈下肌按摩

视频 3-2-5　冈下肌按摩

三、跳跃训练常见肌肉损伤与治疗

概 述

跳跃训练需要全身肌肉协同发力，但落地时的冲击力、反复起跳的负荷易导致下肢肌群（例如股四头肌、腘绳肌和小腿三头肌）损伤。

操作方法

1. 股四头肌

示意图见图 3-3-1。

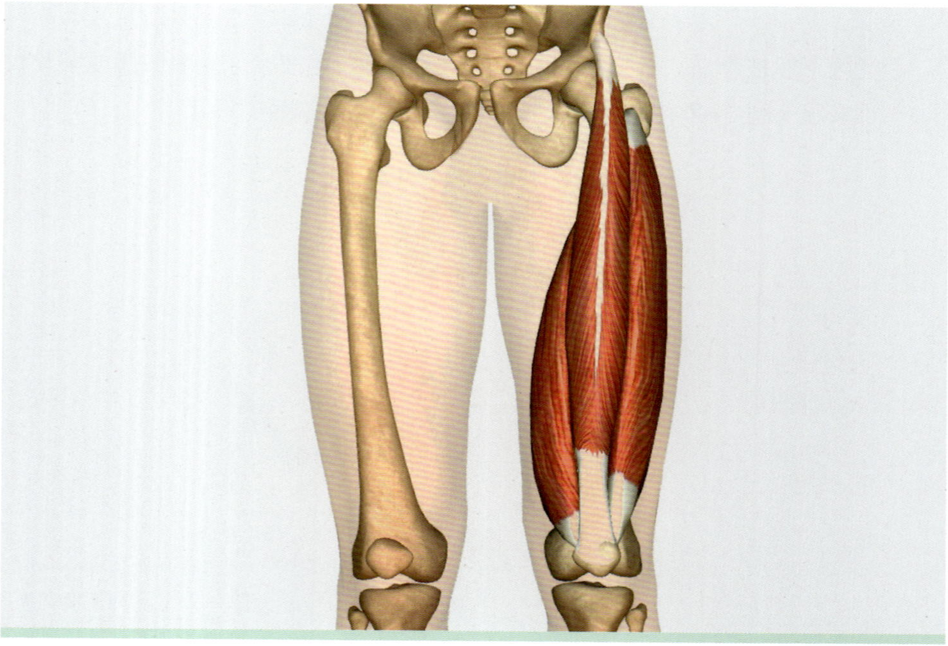

图 3-3-1　股四头肌

股四头肌按摩法：坐位，膝盖略伸直，应用滚轴对股四头肌进行缓慢轻柔的按摩（图 3-3-2、视频 3-3-1）。

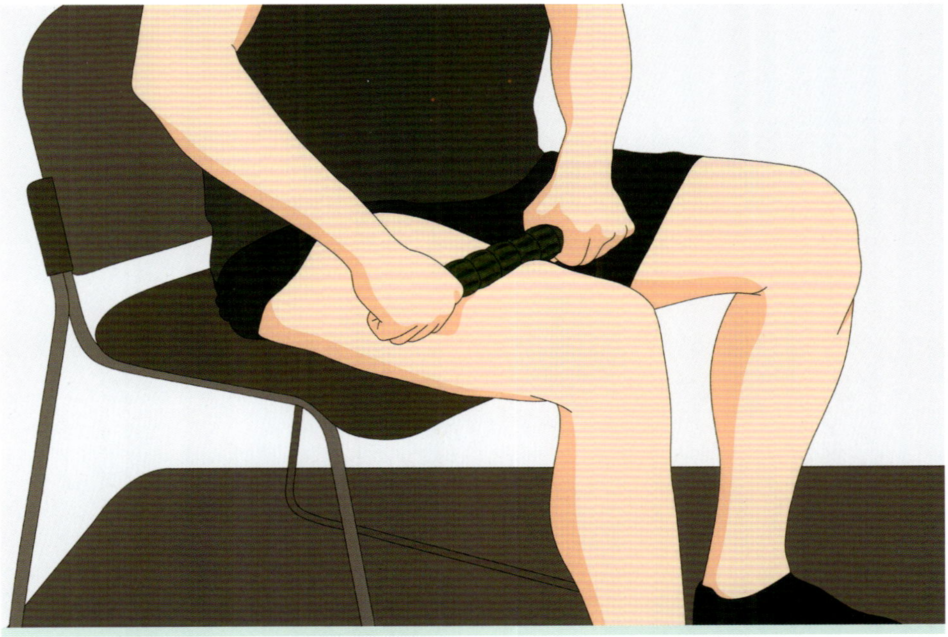

图 3-3-2 股四头肌按摩

视频 3-3-1 股四头肌按摩

2. 腘绳肌

示意图见图 3-3-3。

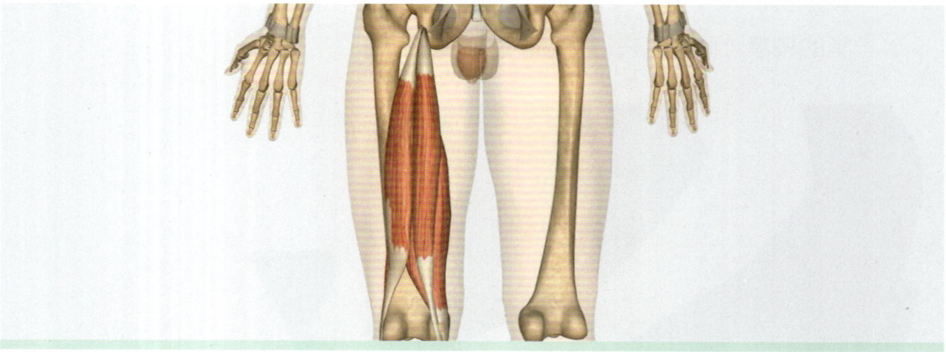

图 3-3-3　腘绳肌

腘绳肌按摩法：将滚筒置于大腿后方，双手置于地面用于支撑，前后滚动身体，利用重力对腘绳肌进行缓慢轻柔的按摩（图3-3-4、视频3-3-2）。

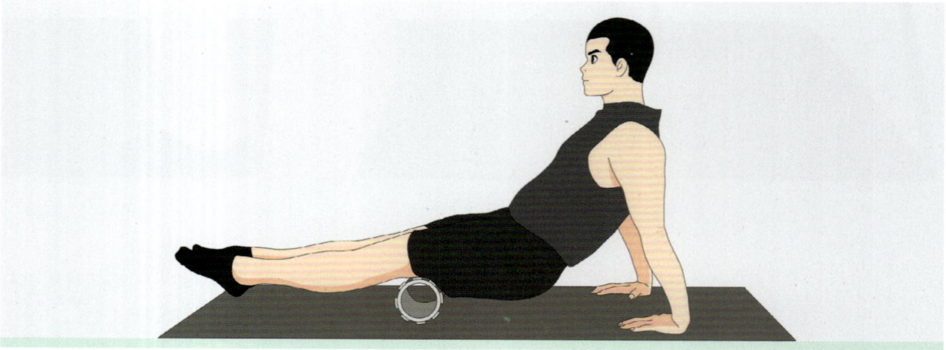

图 3-3-4　腘绳肌按摩

视频 3-3-2　腘绳肌按摩

注意事项　腹部微收，保持躯干稳定，移动要缓慢。

3. 小腿三头肌

示意图见图 3-3-5。

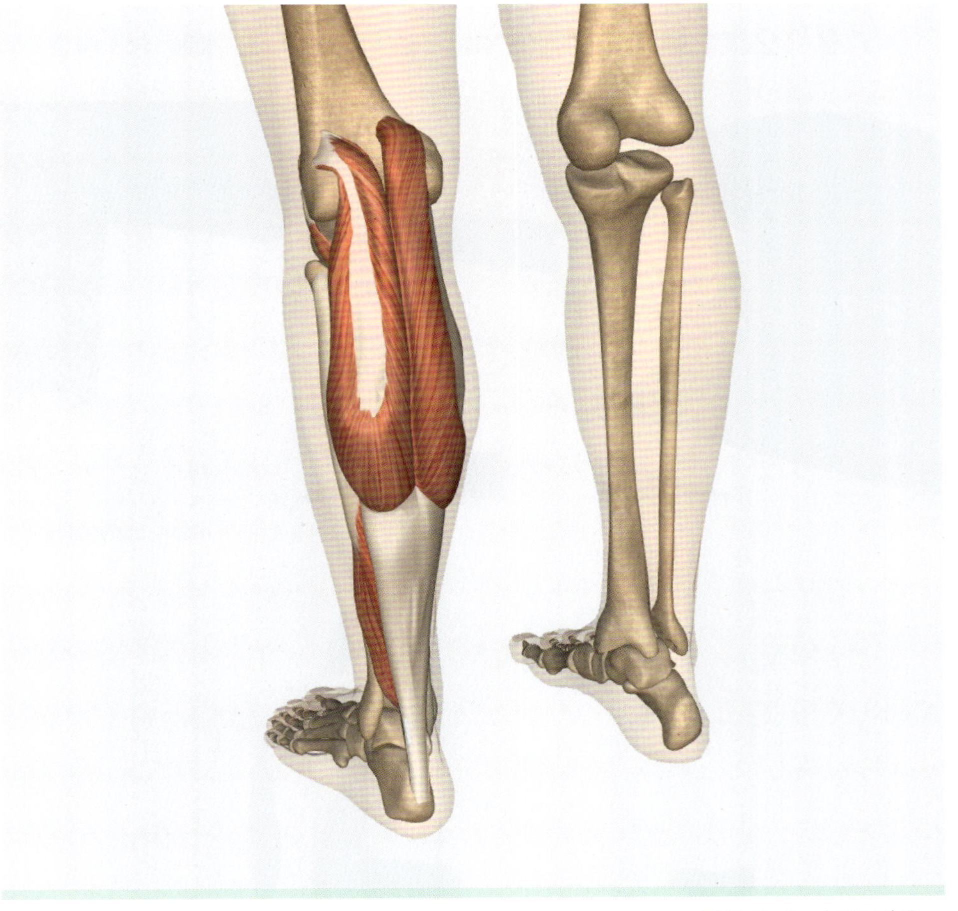

图 3-3-5　小腿三头肌

小腿三头肌按摩法：站立位屈膝，患侧脚踩在凳子上，用滚轴在小腿后方来回滚动（图 3-3-6、视频 3-3-3）。每次 5～10 分钟，可重复多次。或仰卧，将滚筒放于小腿下方，双手位于身后支撑身体，臀部悬空，让滚筒在腘窝与足跟之间来回滚动（图 3-3-7、视频 3-3-4）。

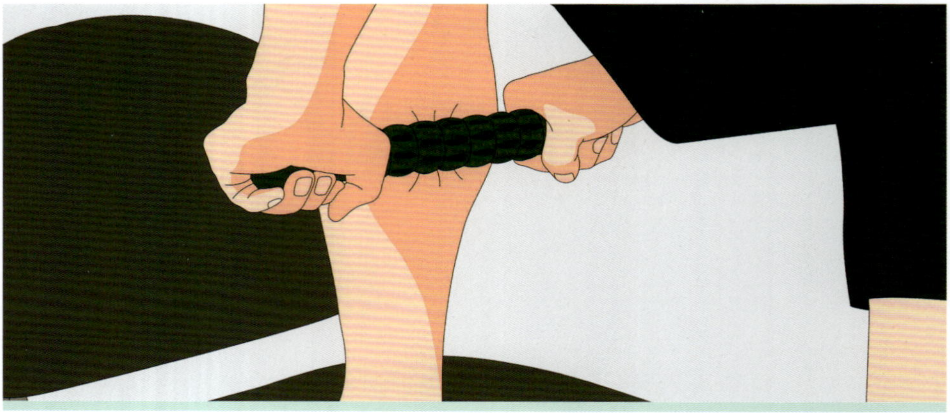

图 3-3-6　小腿三头肌滚轴按摩

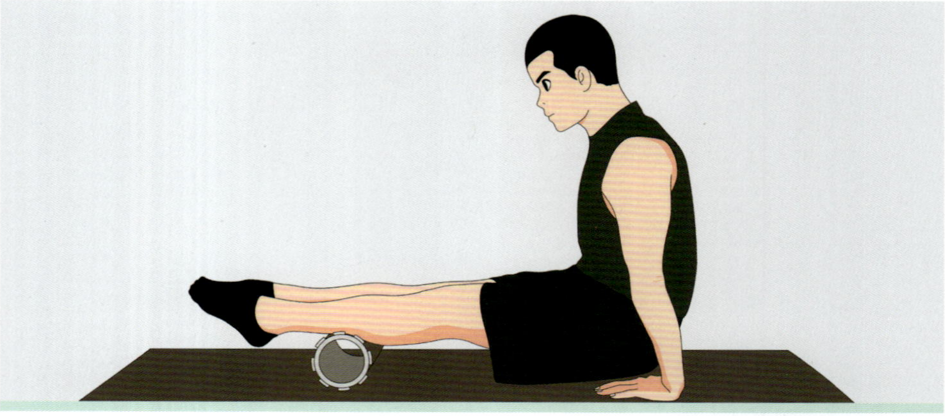

图 3-3-7　小腿三头肌滚筒按摩

视频 3-3-3　小腿三头肌滚轴按摩

视频 3-3-4　小腿三头肌滚筒按摩

笔记

四、蹲起训练常见肌肉损伤与治疗

概 述

蹲起训练（包括深蹲、负重深蹲、跳跃式深蹲等）是强化下肢的基础动作，但技术错误、负荷不当或肌肉失衡易导致特定肌群（例如股四头肌、小腿三头肌、阔筋膜张肌、臀大肌和臀中肌、竖脊肌）损伤。

操作方法

1. 股四头肌和小腿三头肌

见第三章“三、跳跃训练常见肌肉损伤与治疗”（P060）。

2. 阔筋膜张肌

示意图见图 3-4-1。

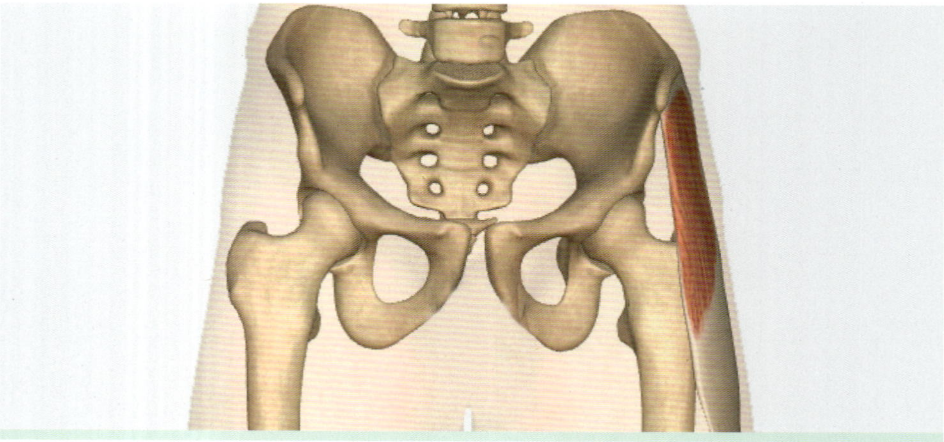

图 3-4-1 阔筋膜张肌

（1）阔筋膜张肌滚筒滚压法：双手支撑躯干，将需拉伸侧大腿放于滚筒上，支撑腿作为发力点，前后滚动滚筒，利用重力按摩髂胫束（图 3-4-2、视频 3-4-1）。

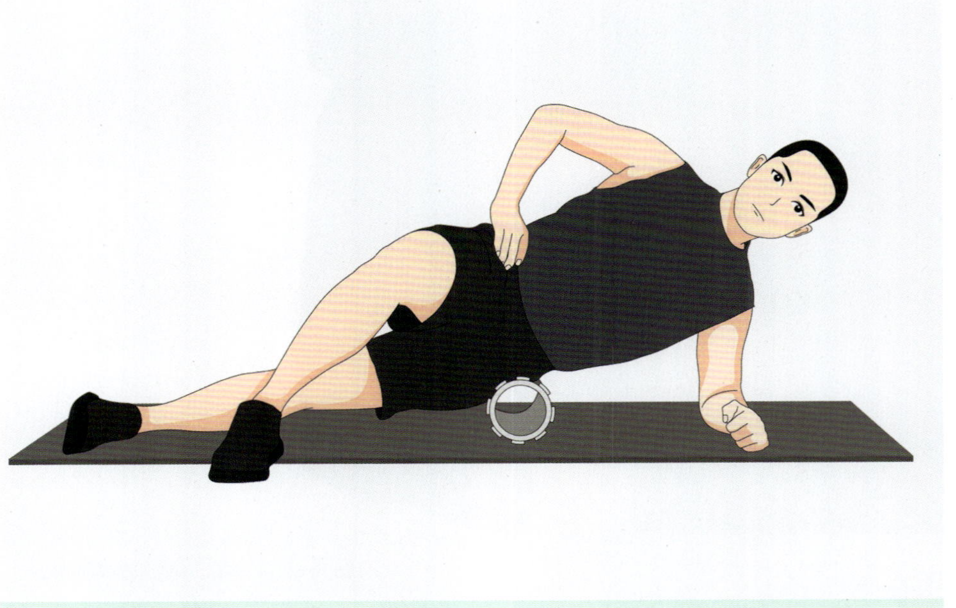

图 3-4-2　阔筋膜张肌滚筒滚压

视频 3-4-1　阔筋膜张肌滚筒滚压

（2）阔筋膜张肌按摩球滚压法：站立位，将按摩球股骨大转子与髋骨之间肌肉肥厚处，查找最痛处，进行缓慢轻柔的按摩（图 3-4-3、视频 3-4-2）。

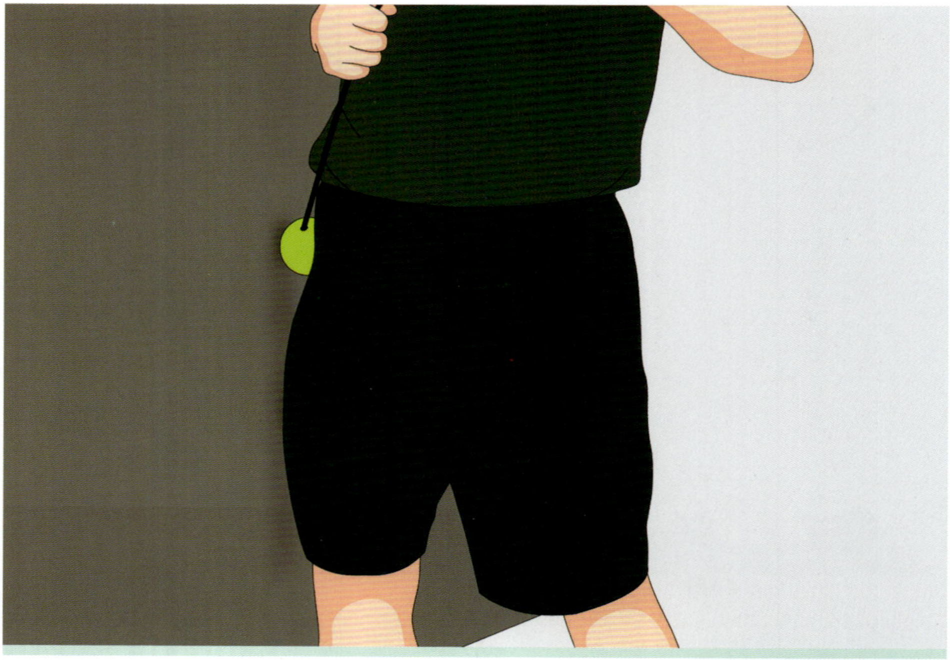

图 3-4-3　阔筋膜张肌按摩球滚压

视频 3-4-2　阔筋膜张肌按摩球滚压

3. 臀大肌和臀中肌

示意图见图 3-4-4。

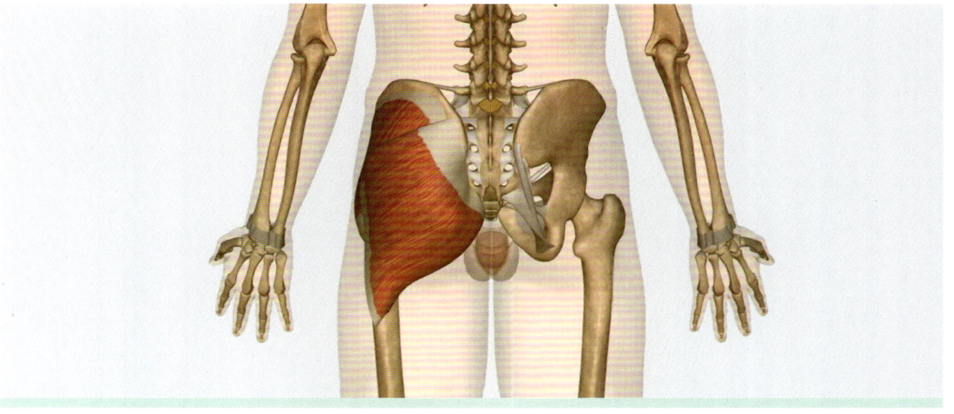

图 3-4-4 臀大肌和臀中肌

臀大肌和臀中肌滚筒滚压法：侧坐在滚筒上，双手支撑躯干，来回滚动利用重力按摩臀大肌和臀中肌（图 3-4-5、视频 3-4-3）。

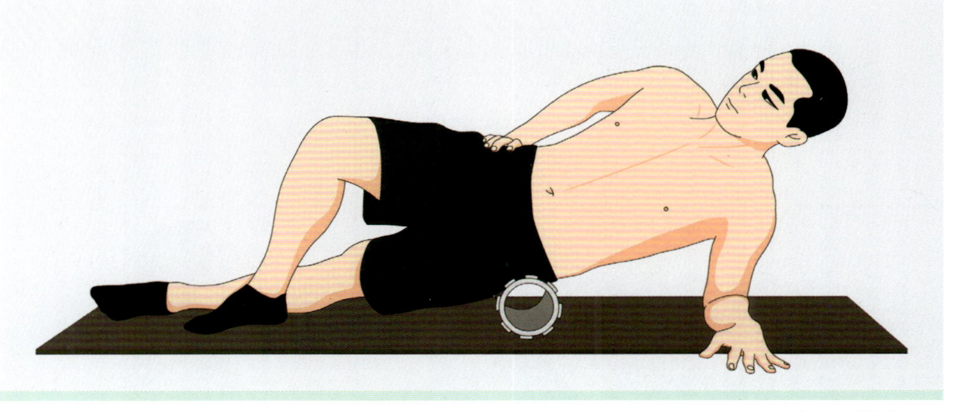

图 3-4-5 臀大肌和臀中肌滚筒滚压

视频 3-4-3 臀大肌和臀中肌滚筒按压（二者按压部位相同）

4. 竖脊肌

包括棘肌、最长肌、髂肋肌，示意图见图 3-4-6。

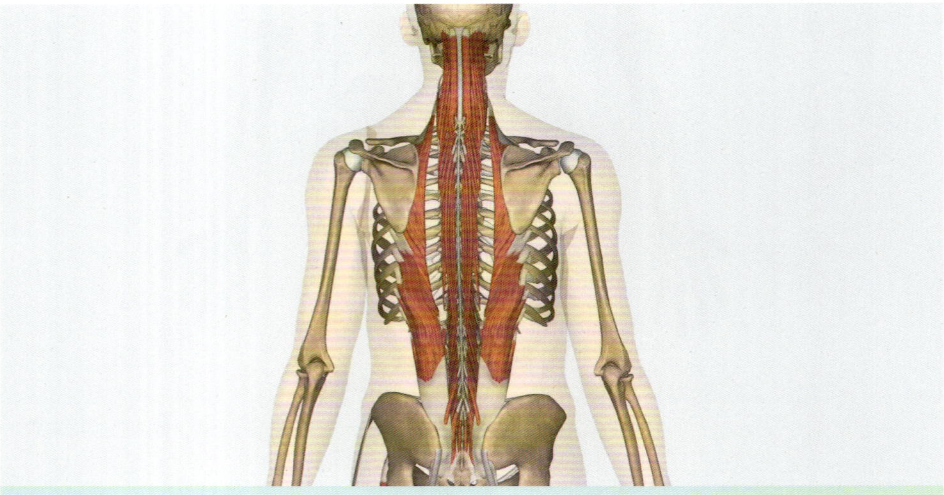

图 3-4-6　竖脊肌

（1） 竖脊肌滚筒滚压法：平躺，将滚筒放于后背与地面之间，双手支撑保持平衡并发力，前后滚动滚筒，利用重力缓慢轻柔地按摩竖脊肌（图 3-4-7、视频 3-4-4）。

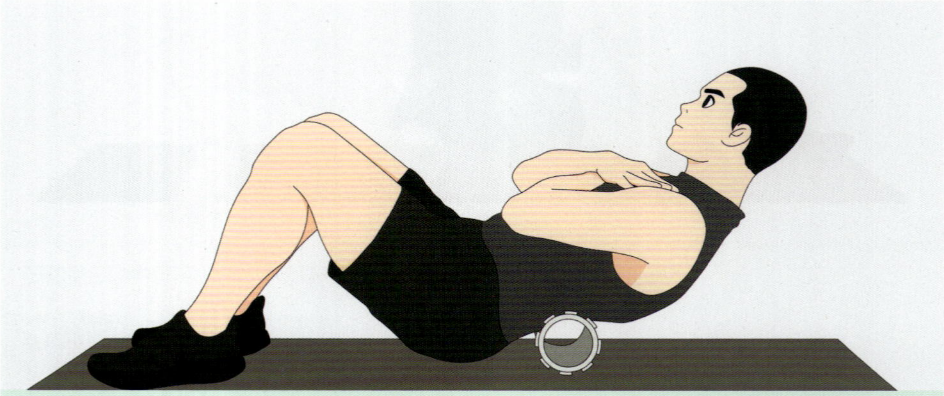

图 3-4-7　竖脊肌滚筒滚压

（2）竖脊肌滚背法：平躺，膝盖尽量顶到肩部，进行前后滚背训练（图3-4-8、视频3-4-5）。

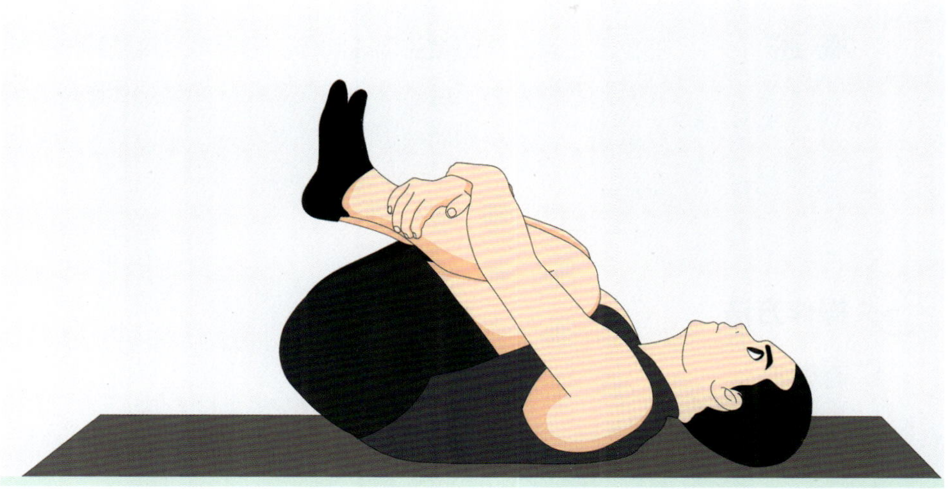

图3-4-8 竖脊肌滚背

视频3-4-4 竖脊肌滚筒滚压

视频3-4-5 竖脊肌滚背

（3）竖脊肌花生球放松法：见第二章“六、腰痛——花生球按压”（P032）。

笔记

五、仰卧起坐训练常见肌肉损伤与治疗

概 述

仰卧起坐是经典的腹肌训练动作，但因其过度依赖髋屈肌和颈部肌群发力，后被其他动作替代，如坐位体前屈、仰卧卷腹。此类动作的易损肌肉为髂腰肌、腹直肌、胸锁乳突肌。

操作方法

1. 髂腰肌

示意图见图 3-5-1。

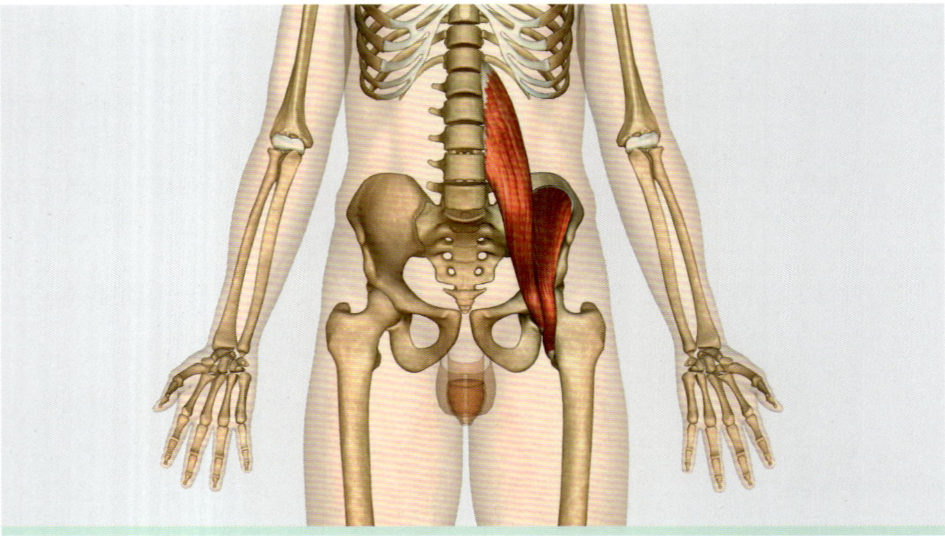

图 3-5-1　髂腰肌

髂腰肌拉伸法：弓箭步，骨盆摆正，拉伸腿位于后侧，膝盖着地（图3-5-2）。也可以将同侧上肢举起，加强对侧拉伸动作。注意保护膝盖，可将膝盖置于柔软物品上（图3-5-3）。髂腰肌拉伸演示见视频3-5-1。

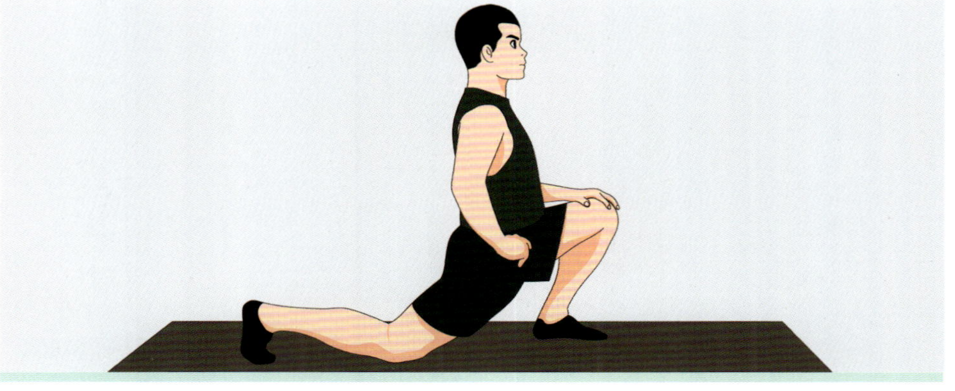

图3-5-2 髂腰肌拉伸（普通）

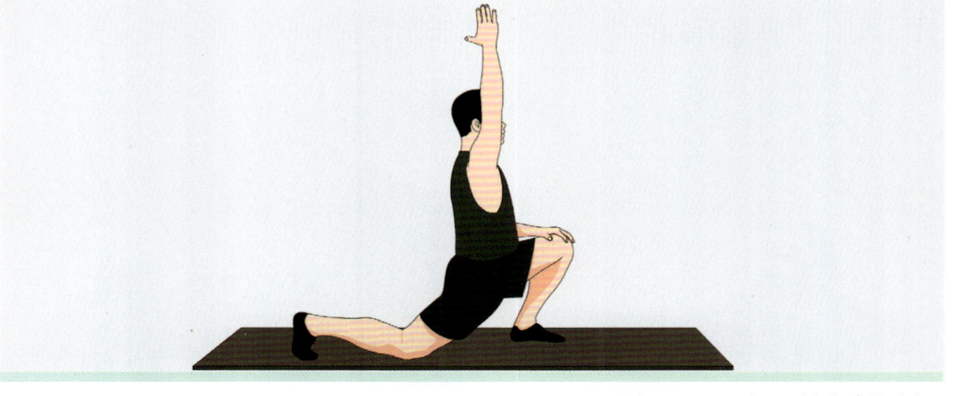

图3-5-3 髂腰肌拉伸（进阶）

视频3-5-1 髂腰肌拉伸

2. 腹直肌

示意图见图 3-5-4。

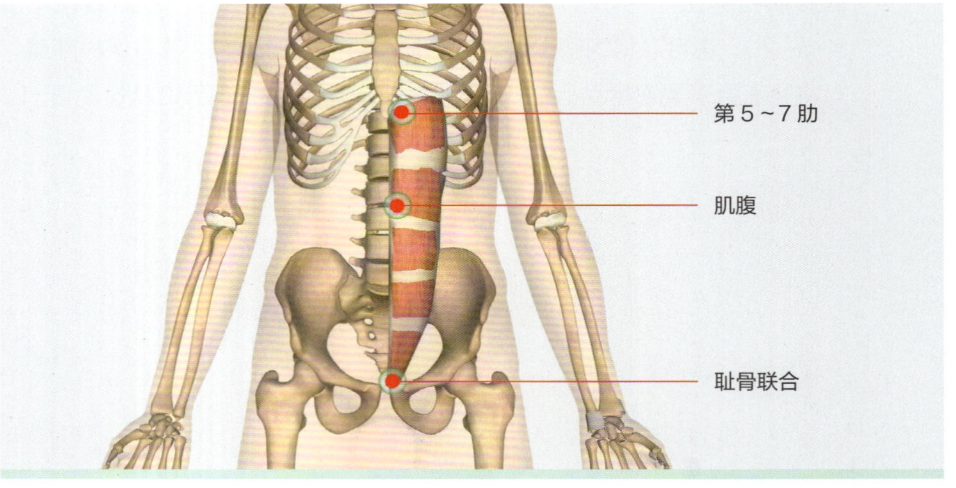

图 3-5-4　腹直肌

（1） 腹直肌按摩法：站立位，双手指尖缓慢轻柔地按压小腹部耻骨联合处骨面、第 5 ~7 肋骨前面和肌腹硬结处（图 3-5-5），局部疼痛减轻时停止。

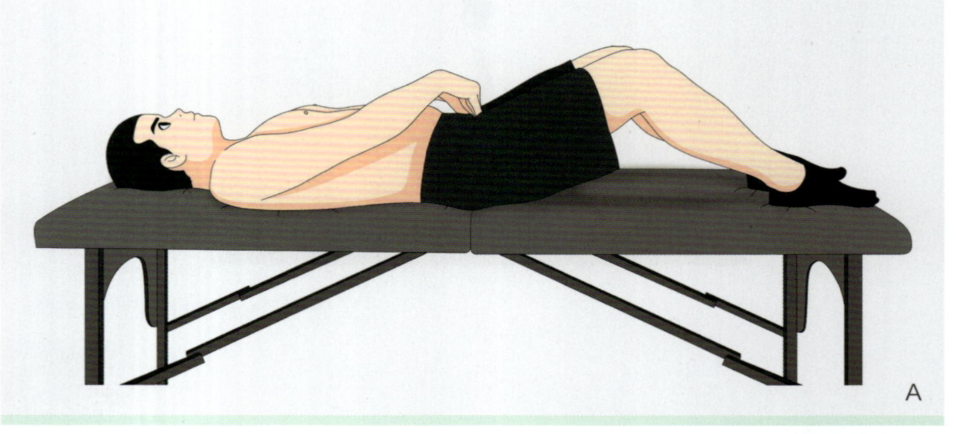

图 3-5-5　腹直肌耻骨按摩

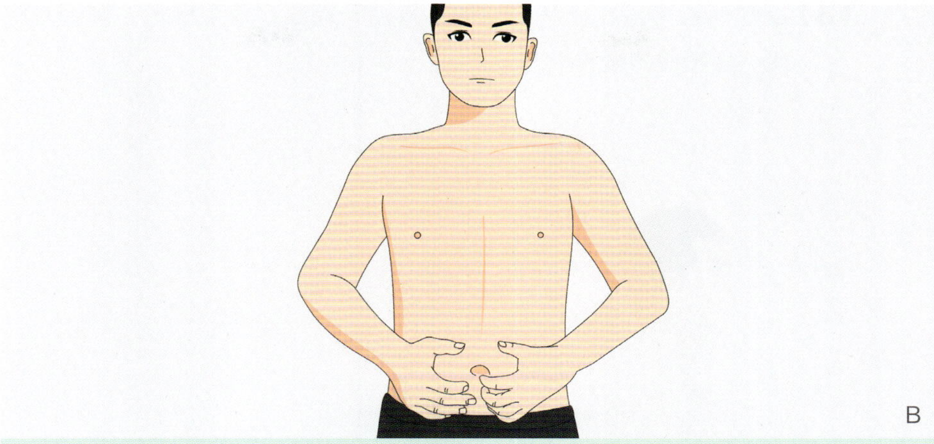

图 3–5–5（续）

（2）腹直肌拔罐法：平卧位，腹部放松，用手触摸腹部肌肉疼痛敏感点，将硅胶罐吸附其上，向上方拉动（图 3–5–6）。

腹直肌耻骨按摩、拔罐法演示见视频 3–5–2。

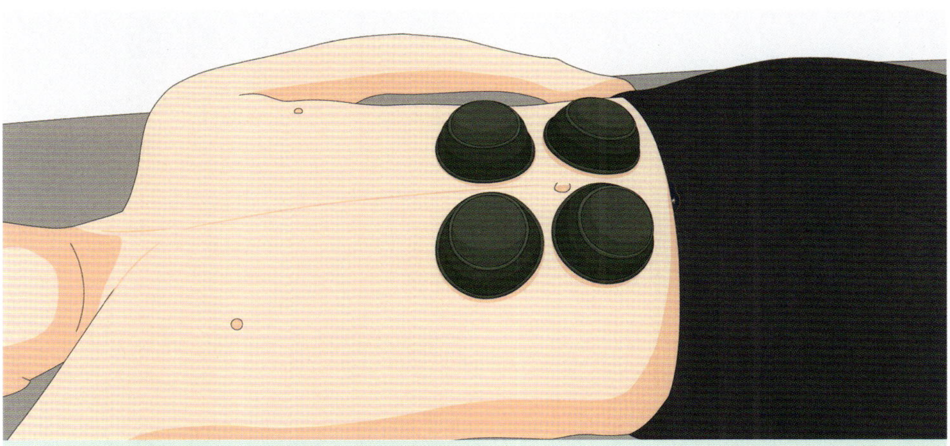

图 3–5–6　腹直肌拔罐法

视频 3–5–2　腹直肌耻骨按摩、拔罐

（3）腹直肌拉伸法：俯卧位，下半身贴于地面，双手撑地，做腹式呼吸，缓慢拉伸腹部肌肉（图 3-5-7）。

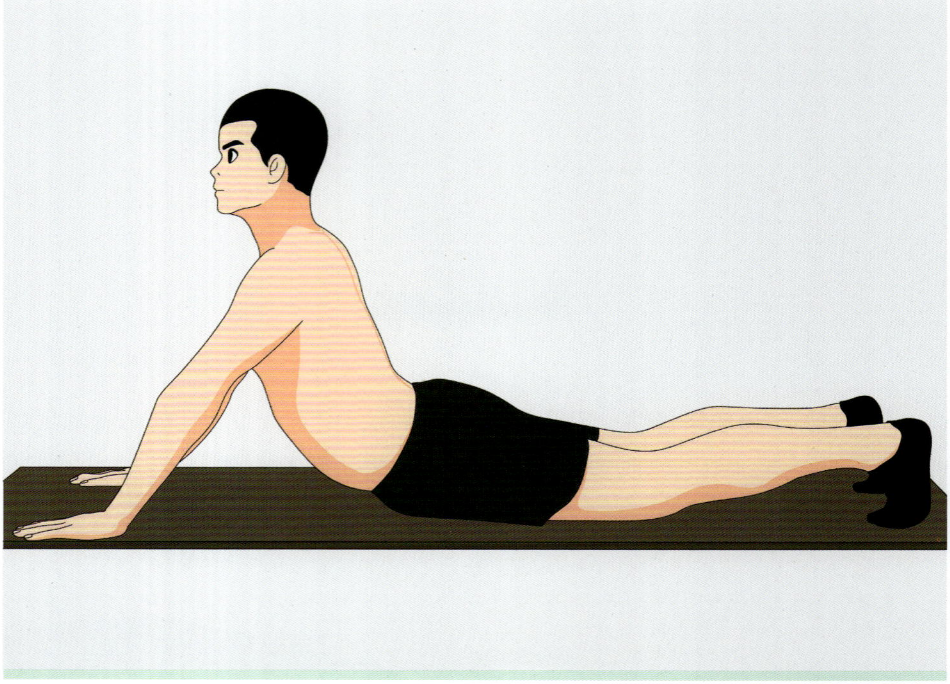

图 3-5-7　腹直肌拉伸法

3. 胸锁乳突肌

见第三章“一、负重越野常见肌肉损伤与治疗”（P050）。

笔记

六、俯卧撑训练常见肌肉损伤与治疗

概 述

俯卧撑容易损伤的肌肉包括冈上肌、冈下肌、三角肌、肱三头肌、肱二头肌长头和腕部的屈肌、伸肌群，以及胸大肌、前锯肌、菱形肌等肩胛骨稳定肌群。

操作方法

1. 冈上肌、冈下肌、三角肌、肱三头肌、肱二头肌长头

见第三章“二、投掷训练常见肌肉损伤与治疗”（P054）。

2. 腕部屈肌、伸肌群

见第二章“四、腕痛——滚轴按压”（P028）。

3. 胸大肌

示意图见图 3-6-1。

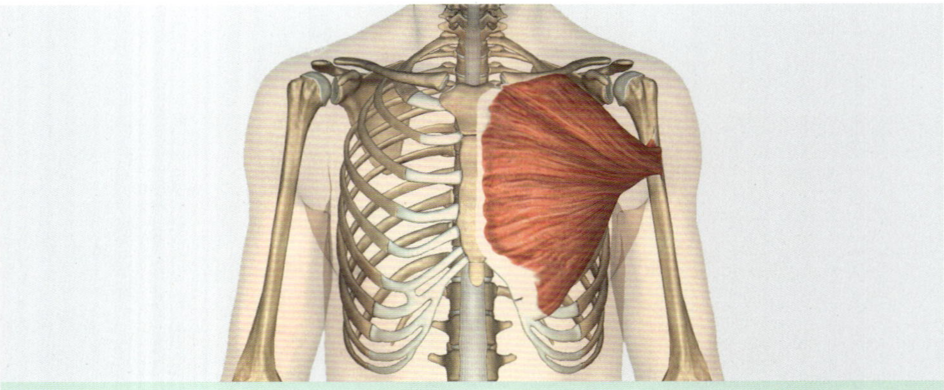

图 3-6-1 胸大肌

胸大肌按摩法：找到胸骨、肋骨、锁骨和肱骨大结节嵴的胸大肌附着处，用手或按摩棒进行按摩，局部疼痛减轻时停止；再用拇指和四指相对抓握腋下的胸大肌，摸到硬结合条索后，轻柔地挤压放松（图 3–6–2、图 3–6–3、视频 3–6–1）。

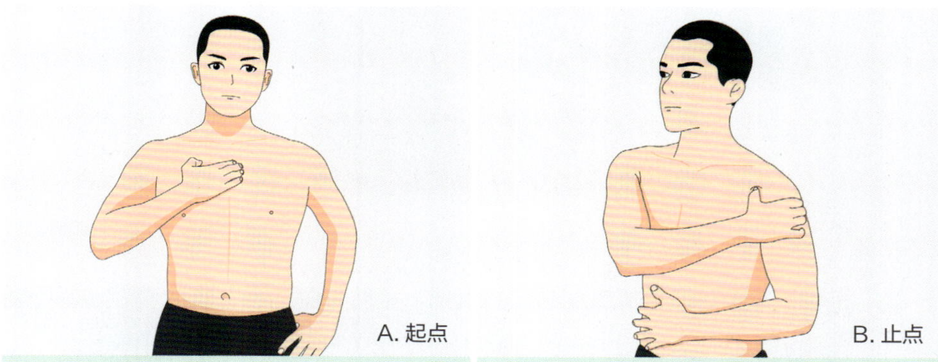

图 3–6–2　胸大肌起止点按摩

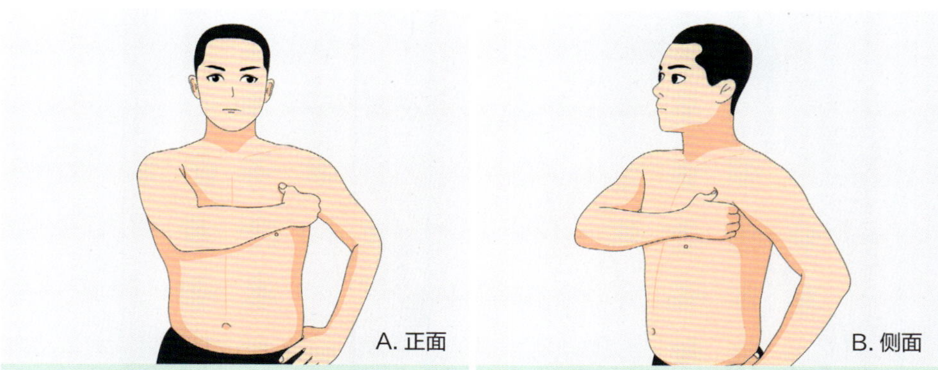

图 3–6–3　胸大肌肌腹抓握按摩

视频 3–6–1　胸大肌按摩

4. 前锯肌

示意图见图 3-6-4。

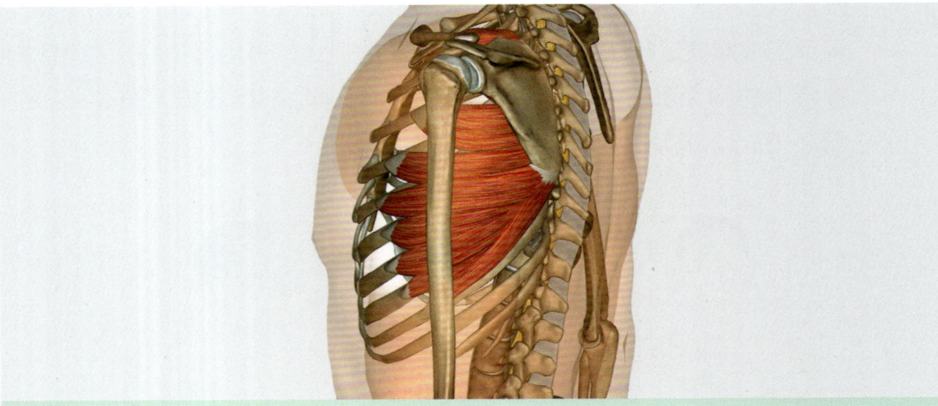

图 3-6-4　前锯肌

前锯肌按摩法：站立或坐位，找到 8 ~ 9 肋骨侧面前锯肌附着处，用四指指腹进行按摩（图 3-6-5、视频 3-6-2），局部疼痛减轻时停止。

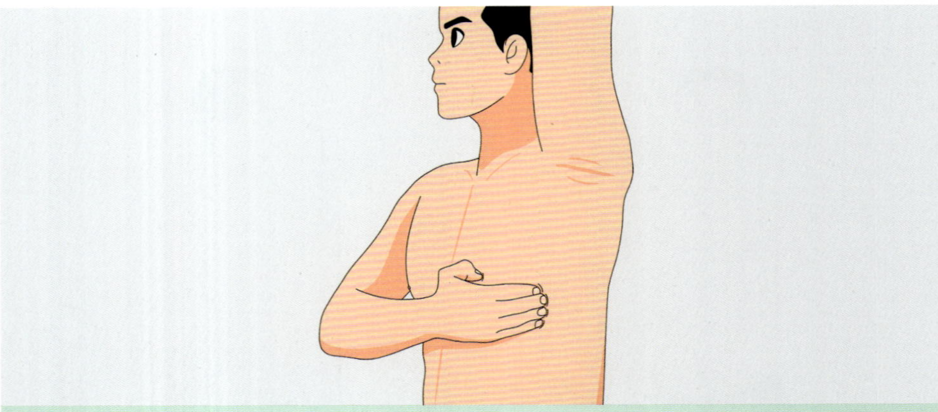

图 3-6-5　前锯肌按摩

视频 3-6-2　前锯肌按摩

笔记

七、弯腰持重常见肌肉损伤与治疗

概 述

弯腰持重物的易损肌肉主要是竖脊肌、臀中肌。

操作方法

1. 竖脊肌

见第三章“三、跳跃训练常见肌肉损伤与治疗”（P060）。

2. 臀中肌

示意图见图 3-7-1。

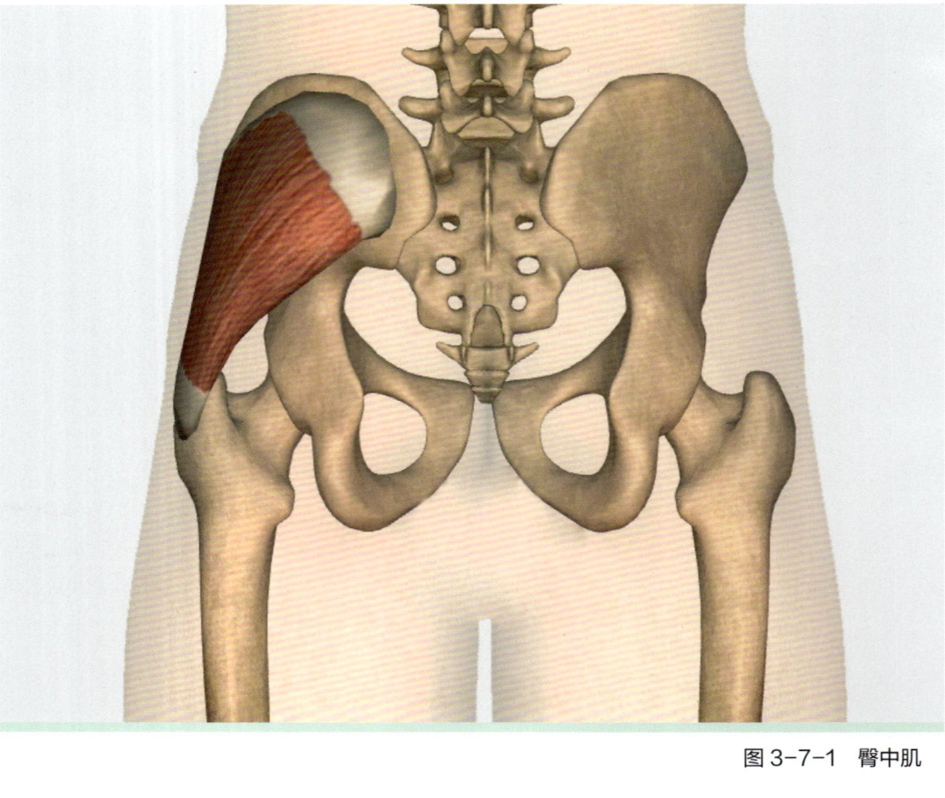

图 3-7-1 臀中肌

（1）臀中肌按摩杖按摩法：站立位，找到臀部的侧面，髂骨下缘，用按摩杖进行按摩（图 3-7-2、视频 3-7-1），局部疼痛减轻时停止。

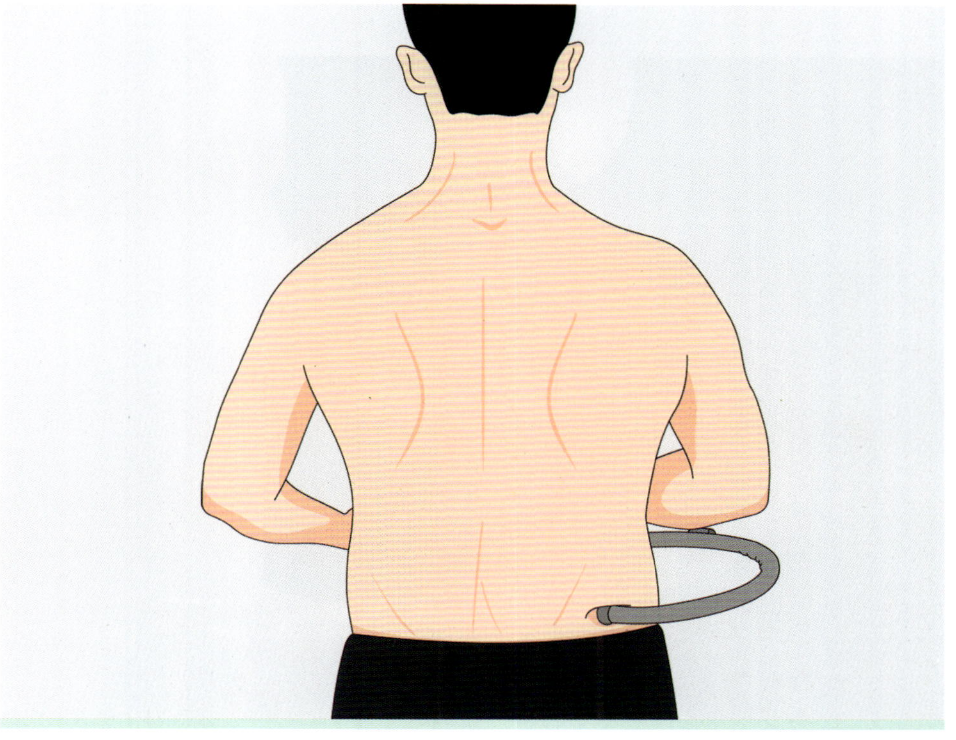

图 3-7-2 臀中肌按摩杖按摩

视频 3-7-1 臀中肌按摩杖按摩

（2）臀中肌靠墙按摩滚压法：靠墙站立，将按摩球置于髂骨后外侧肌肉肥厚处，髋部向墙面整体发力，来回移动，按摩臀中肌（图 3-7-3、视频 3-7-2），局部疼痛减轻时停止。

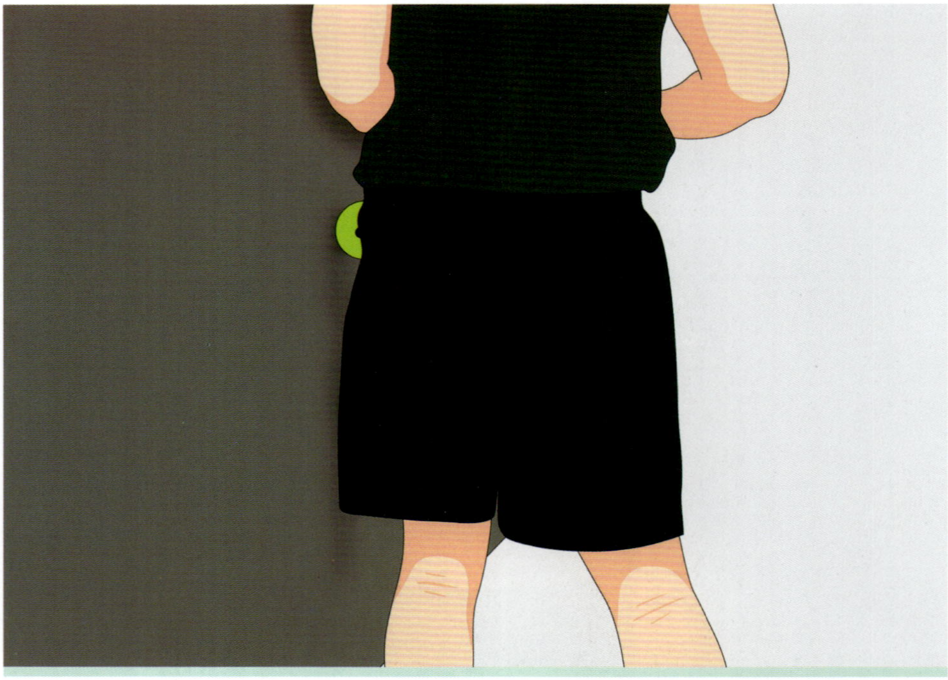

图 3-7-3　臀中肌靠墙按摩滚压

视频 3-7-2　臀中肌靠墙按摩滚压

(3)臀中肌滚筒滚压法：半卧位，将滚筒置于髂骨后外侧肌肉肥厚处，整体发力，来回移动，利用重力按摩臀中肌（图 3-7-4、视频 3-7-3），局部疼痛减轻时停止。

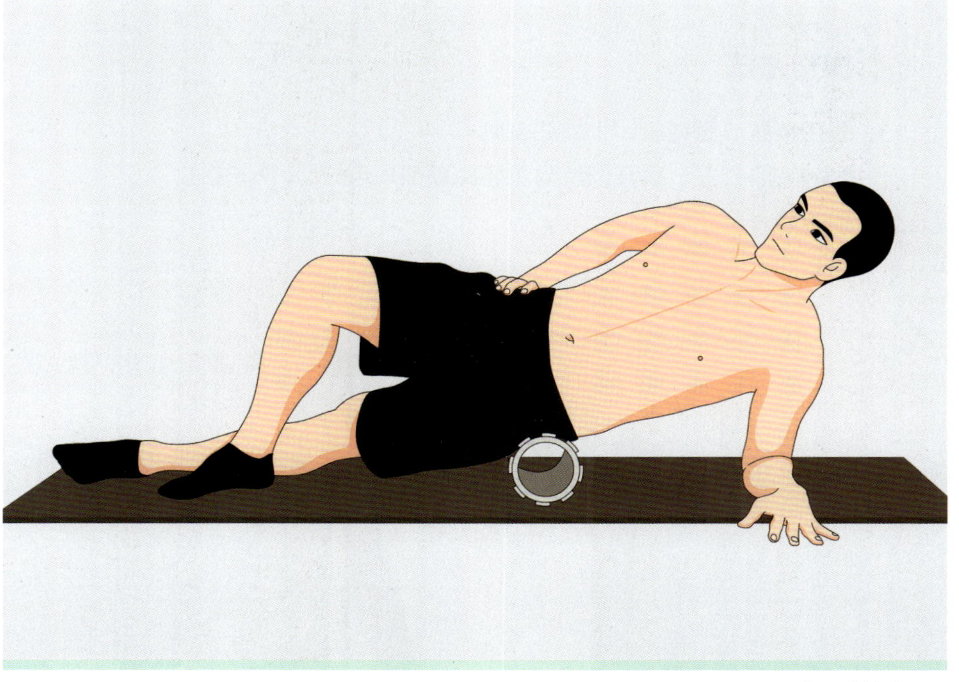

图 3-7-4 臀中肌滚筒滚压

视频 3-7-3 臀中肌滚筒滚压

八、跑步与正步训练常见肌肉损伤与治疗

概 述

跑步与正步训练主要涉及下肢的股四头肌、腘绳肌、小腿三头肌及缝匠肌。

操作方法

1. 股四头肌、腘绳肌、小腿三头肌

见第三章“三、跳跃训练常见肌肉损伤与治疗”（P060）。

2. 缝匠肌

示意图见图 3-8-1。

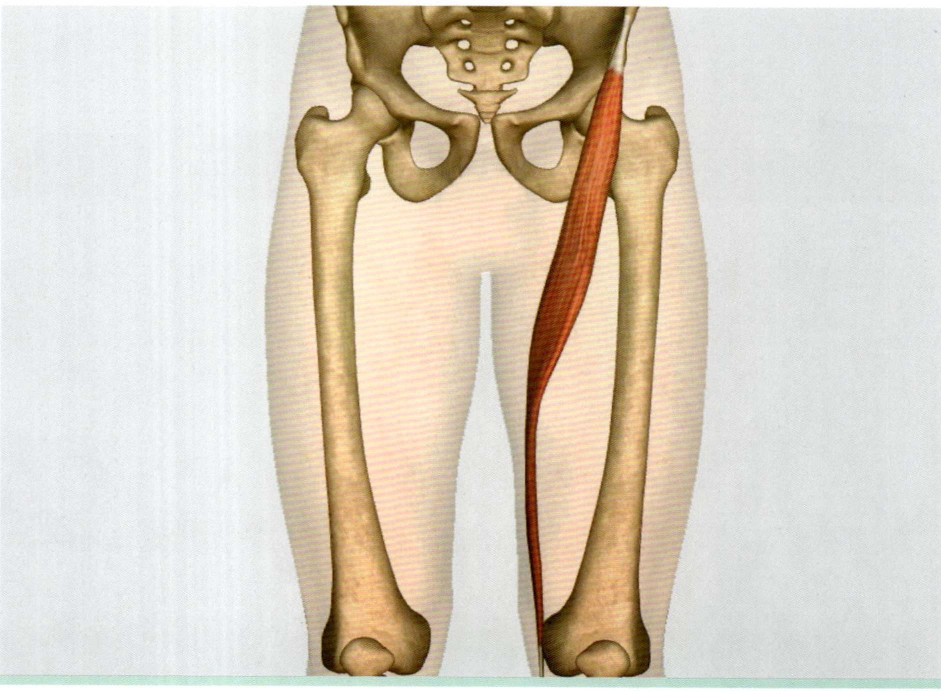

图 3-8-1 缝匠肌

缝匠肌按摩法：在缝匠肌走行路线上寻找疼痛敏感点，用拇指指腹或按摩棒进行按摩（图 3-8-2、视频 3-8-1），按摩时要有摆动力，局部疼痛减轻时停止。

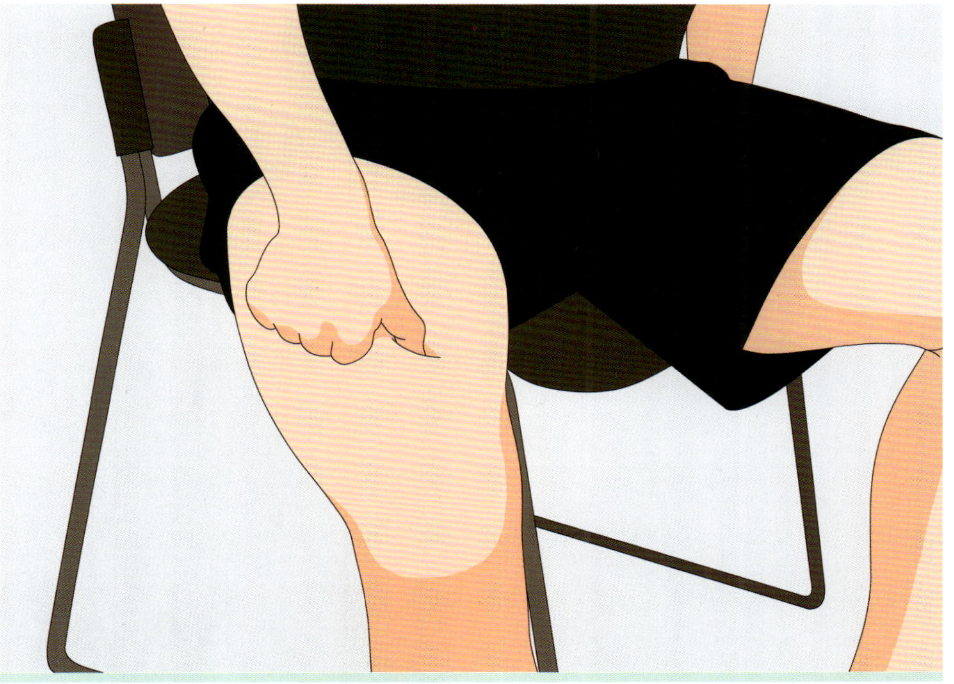

图 3-8-2 缝匠肌按摩

视频 3-8-1 缝匠肌按摩

九、单杠训练常见肌肉损伤与治疗

概 述

单杠运动（如引体向上、屈臂悬垂、大回环等）时，肩、肘、腕关节及背部肌群负荷极大，易损肌肉有冈上肌、冈下肌、肱二头肌、肱三头肌、三角肌、前臂屈肌和伸肌、胸大肌、背阔肌、喙肱肌、肱桡肌、肱肌等（图3-9-1）。

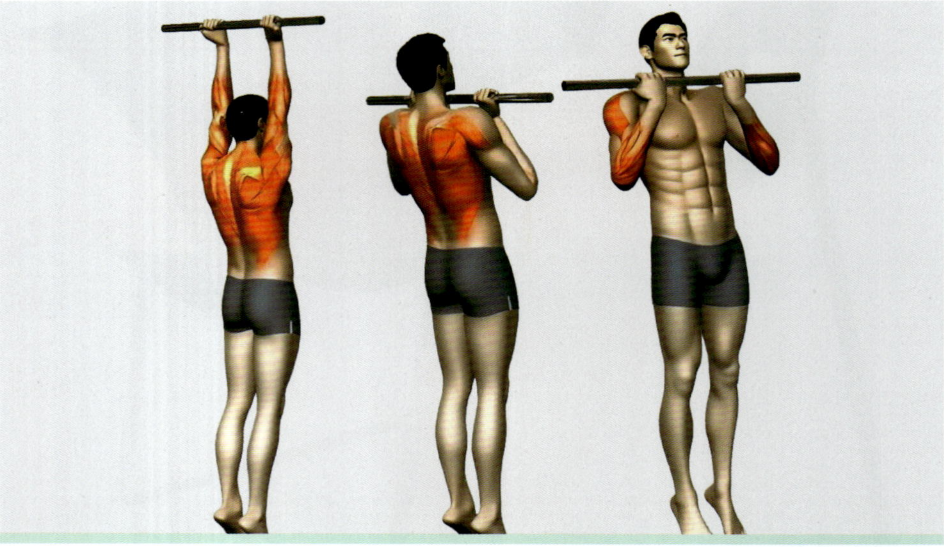

图 3-9-1　单杠运动易损肌肉示意图

操作方法

1. 冈上肌、冈下肌、肱二头肌、肱三头肌、三角肌

见第三章“二、投掷训练常见肌肉损伤与治疗”（P054）。

2. 胸大肌

见第三章“六、俯卧撑训练常见肌肉损伤与治疗”（P078）。

3. 背阔肌

示意图见图 3–9–2。

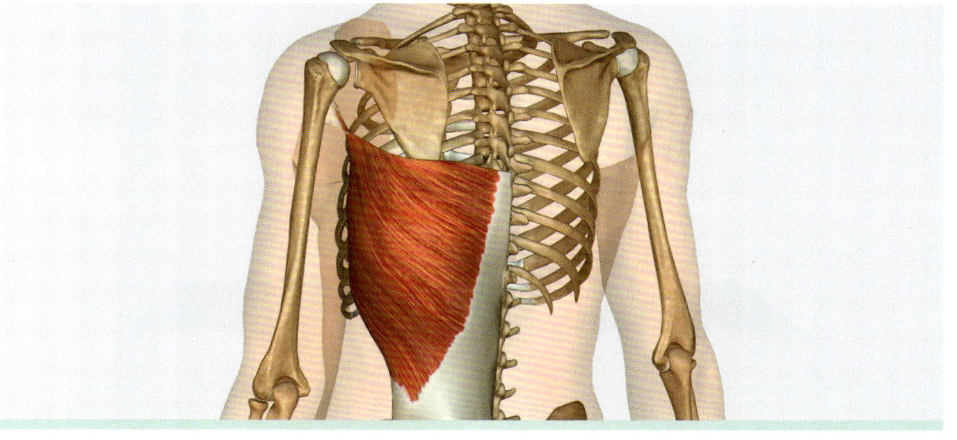

图 3–9–2 背阔肌

背阔肌滚筒松解：将滚筒置于背部下方，缓慢上下滚动，重点处理腋下至腰部的肌纤维（图 3–9–3）。

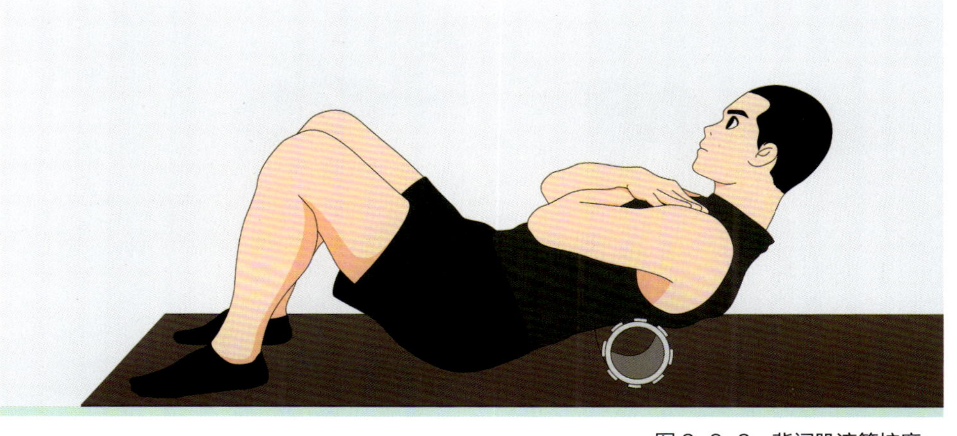

图 3–9–3 背阔肌滚筒按摩

背阔肌拉伸：盘腿或伸直腿坐于地面，背部挺直，手臂举过头顶，向对侧弯曲身体，感受一侧背阔肌的牵拉（图 3-9-4）。维持 15 ~30 秒后换对侧，重复 2 ~3 次。

背阔肌手法按摩操作见视频 3-9-1。

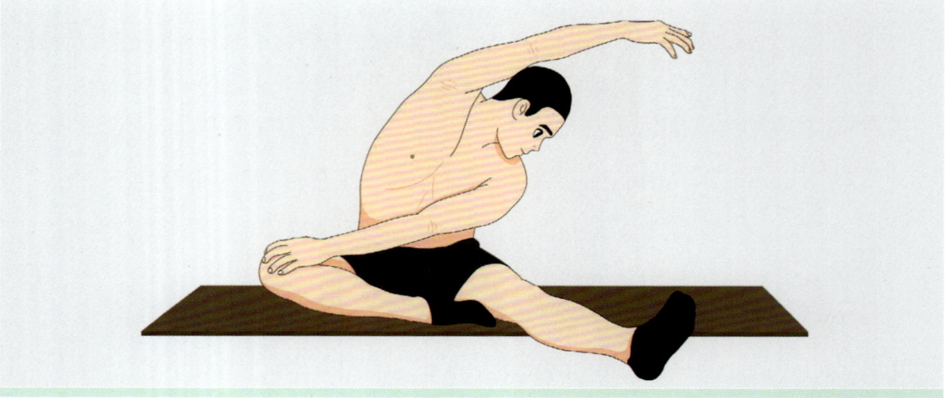

图 3-9-4　背阔肌拉伸

视频 3-9-1　背阔肌按摩

4. 喙肱肌

示意图见图 3-9-5。

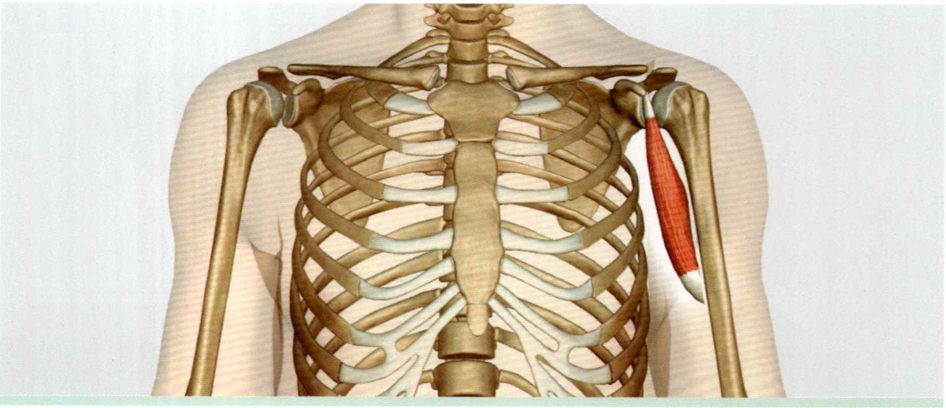

图 3-9-5　喙肱肌

喙肱肌按摩法：找到喙突喙肱肌附着处，用手或按摩棒进行按摩（图3-9-6），局部疼痛减轻时停止。

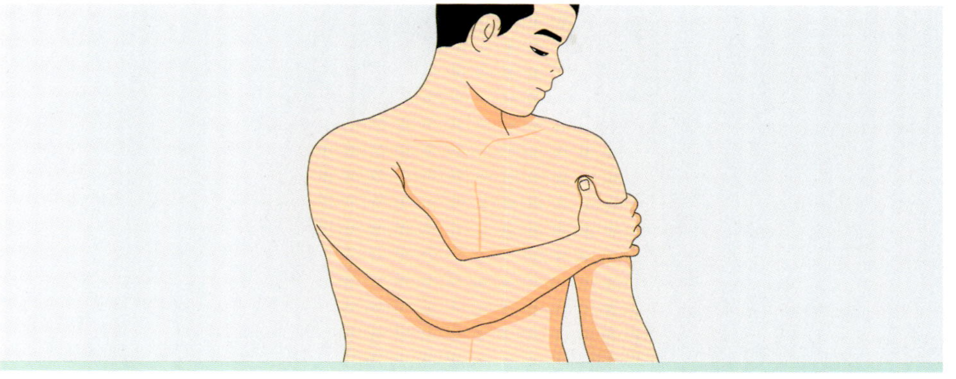

图 3-9-6 喙肱肌按摩法

5. 肱桡肌

示意图见图 3-9-7。

肱桡肌按摩法：找到肱骨髁上嵴肱桡肌附着处，用手或按摩棒进行按摩（图 3-9-8、视频 3-9-2），按摩时要有摆动力，局部疼痛减轻时停止。

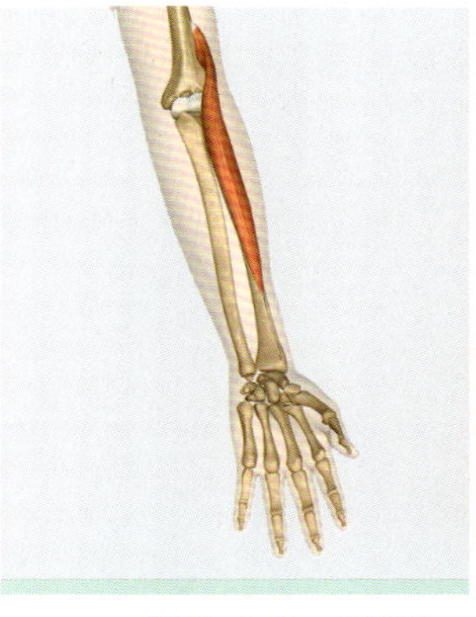

图 3-9-7 肱桡肌

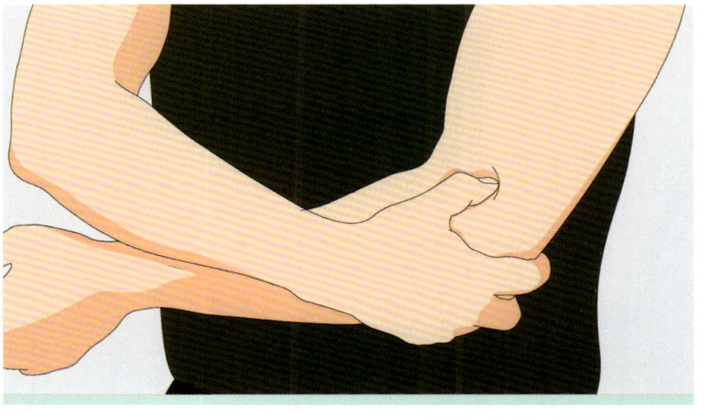

图 3-9-8 肱桡肌按摩

视频 3-9-2 肱桡肌按摩

6. 肱肌

示意图见图 3-9-9。

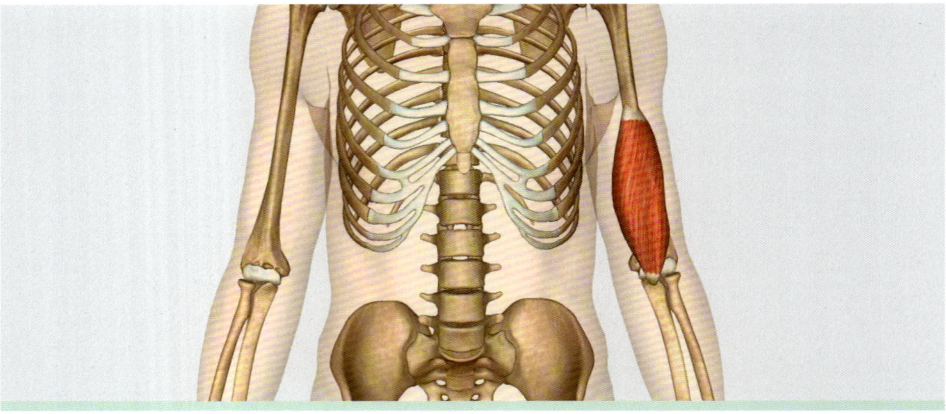

图 3-9-9 肱肌

肱肌按摩法：找到尺骨冠状突肱肌附着处，用手或按摩棒进行按摩（图 3-9-10、视频 3-9-3），疼痛减轻时停止。

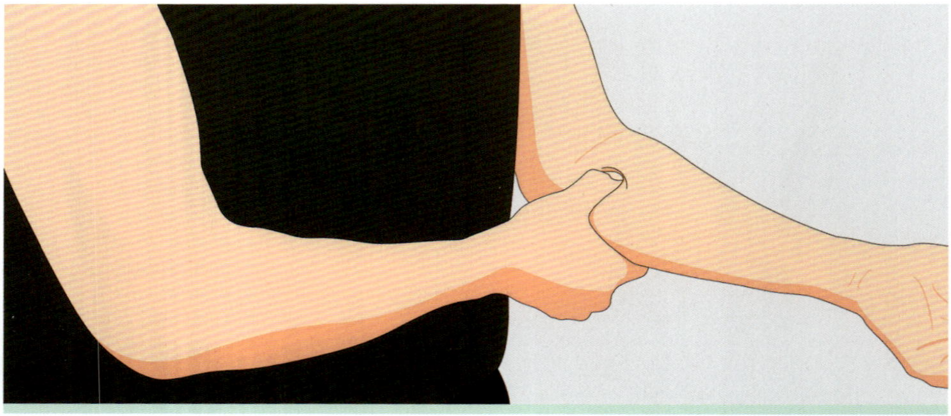

图 3-9-10 肱肌按摩

视频 3-9-3 肱肌按摩

笔记

第四章

运动训练相关其他病症的自治互治

一、急性高原反应——呼吸训练

适用病症 初上高原训练时，身体难以适应高海拔低氧、低气压环境导致的症状，如乏力、心悸、胸闷、头痛。

操作方法 **膈肌导引法**

将胸腔、腹腔想象成一个上下贯通的电梯井，膈肌就是其中运行的电梯。身体保持直立，将手放在肋弓下，用手感受膈肌的运动，吸气时有意识地控制膈肌运动，使膈肌从胸腔降到腹腔，腹部自然膨隆；呼气时，控制膈肌抬高，将气排干净。如此反复，直到能自如地控制膈肌运动，最后形成一种习惯性呼吸模式。膈肌导引法模式图及示意图参见图 4-1-1、图 4-1-2，操作见视频 4-1-1。可用指氧仪监测，血氧饱和度达到 95% 为合格。行进中呼吸动作可以与步伐配合，采用“吸 - 吸 - 吸 - 呼 - 呼 - 呼”的节奏进行。

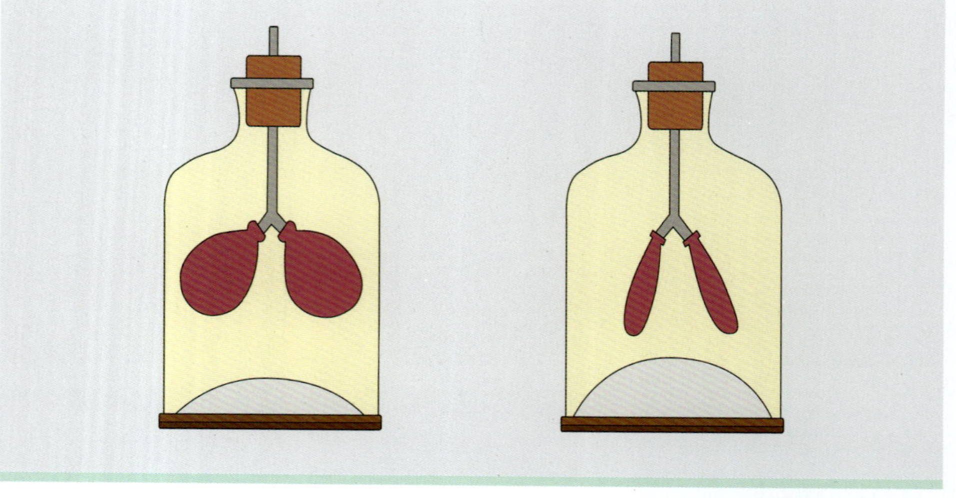

图 4-1-1　膈肌导引法模式图

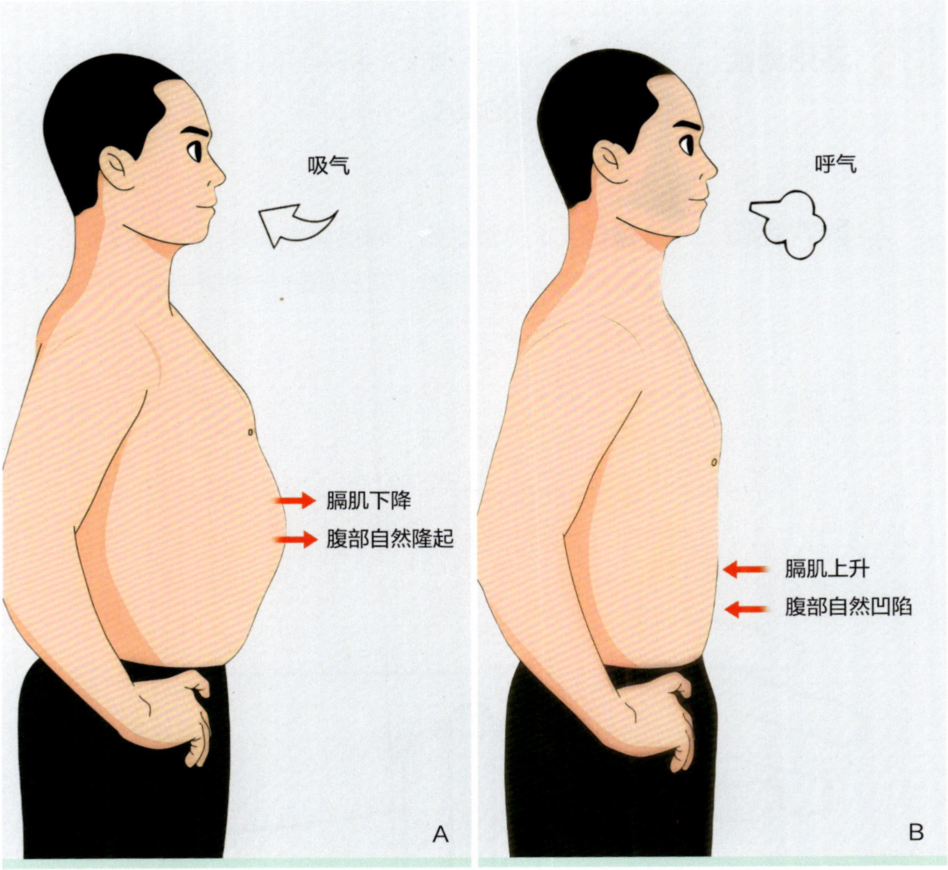

图 4-1-2 膈肌导引法示意图

视频 4-1-1 膈肌导引

二、应激性心动过速——按压内关

适用病症

训练的应激状态或情绪紧张时心率过快。运动过程中的心率过快为正常的反应，不在此列。

取穴定位

内关穴位于前臂掌侧，腕横纹中点处，向近端测量 3 个指尖的宽度，在两筋（掌长肌腱与桡侧腕屈肌腱）之间（图 4-2-1）。

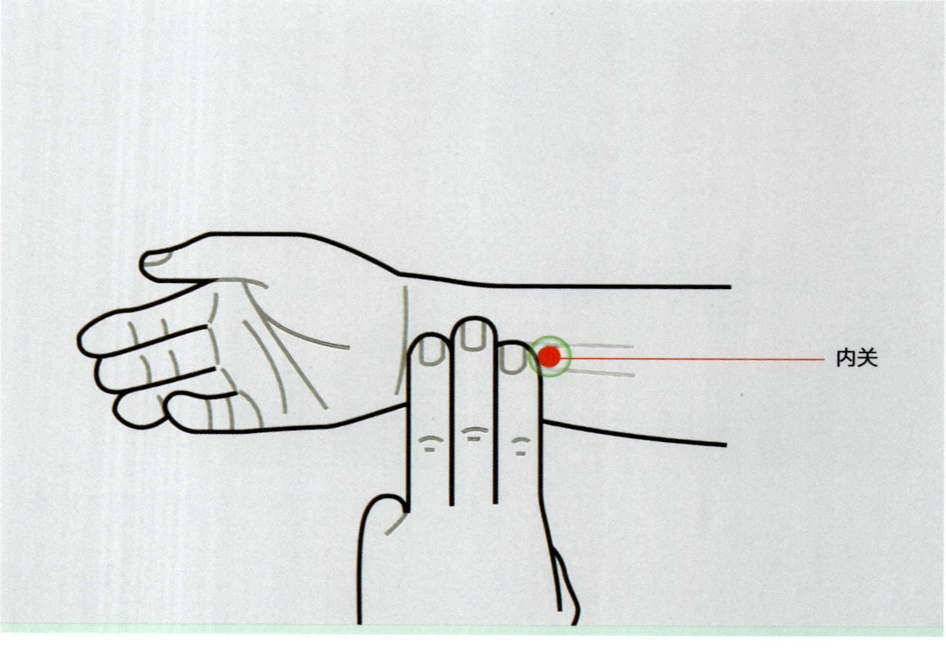

图 4-2-1　内关穴

按压方法

一手垂腕后，另一只手拇指尖压住穴位，感觉酸胀为佳（图 4-2-2、视频 4-2-1）。按压 2～3 分钟可缓解过快的心率。可重复多次。

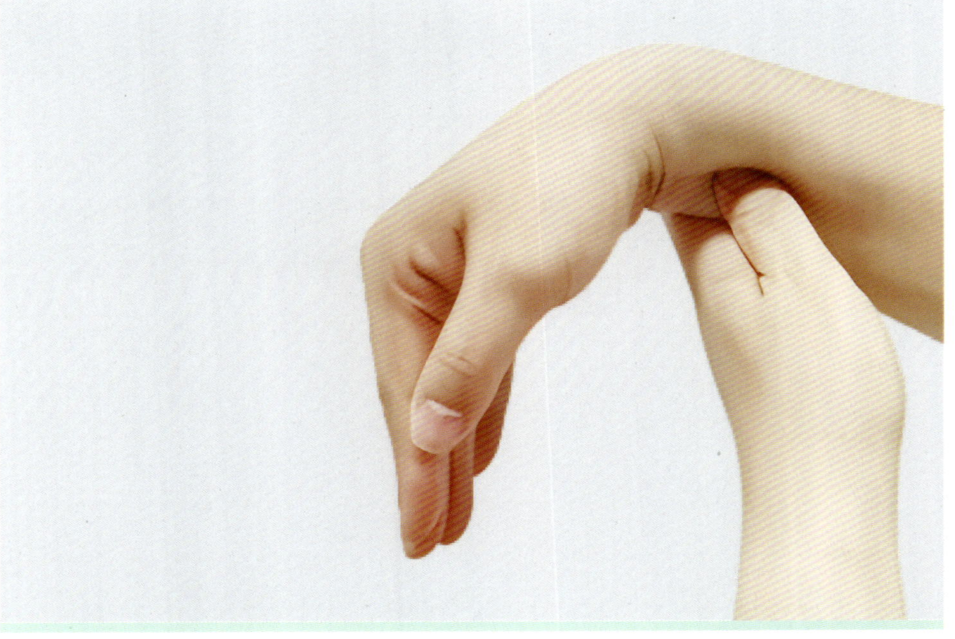

图 4-2-2 内关按压

视频 4-2-1 内关按压

三、晕车晕船——耳穴贴压

适用病症 适用于乘车（船、飞机）过程中，因摇摆、颠簸等引起的头晕、心慌、恶心、呕吐等。

取穴定位 治疗部位分布在耳垂及附近，为枕区（图中3个圆点处）和内耳（图中2个圆点处），见图4-3-1。

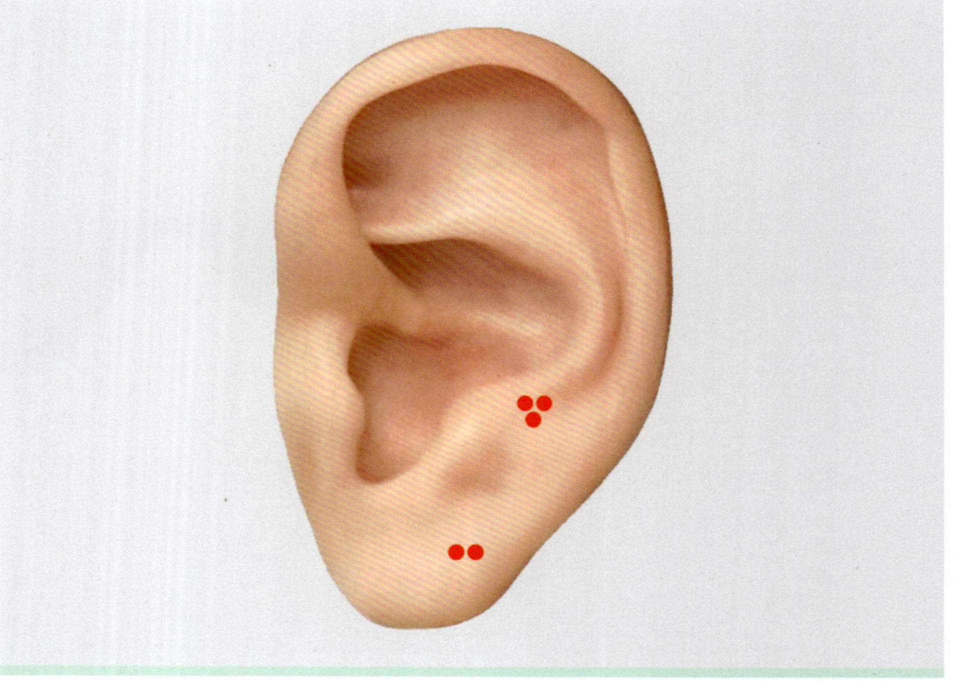

图4-3-1 晕车晕船取穴

操作方法

1. 选取适当体位，用 75% 酒精棉球对选取部位进行清洁，祛除油脂。
2. 待酒精干后，用镊子取粘有胶布的耳豆，贴于图 4-3-1 所示穴位上，并用拇、示指的指腹垂直按压 3 ~ 5 分钟，以耳朵发红发热为度。
3. 乘车前、乘车中自行按压耳贴 3 ~ 5 次，根据季节可留耳贴 3 ~ 5 天。

注意事项

1. 垂直按压，不要揉搓，以免搓破皮肤。
2. 治疗过程中如果皮肤破溃，或者对胶布过敏，出现耳朵疼痛肿胀，应立即取下耳贴，必要时及时就医。

禁忌情况

1. 习惯性流产者及孕妇禁止使用。
2. 耳郭冻伤或有炎症者禁止使用。
3. 耳郭有湿疹、破溃者禁止使用。
4. 过度疲劳或身体极度衰弱者不宜使用。
5. 患有严重器质性病变和重度贫血者不宜使用。

笔记

四、失眠——耳穴贴压

适用病症　适用于训练后过度兴奋，或紧张焦虑造成的短期失眠、时差失眠和初上高原训练时的高原反应性失眠。

取穴定位　治疗穴位分布在耳垂及附近，为枕区（图中 3 个圆点处）和垂前（图中 2 个圆点处），见图 4-4-1。

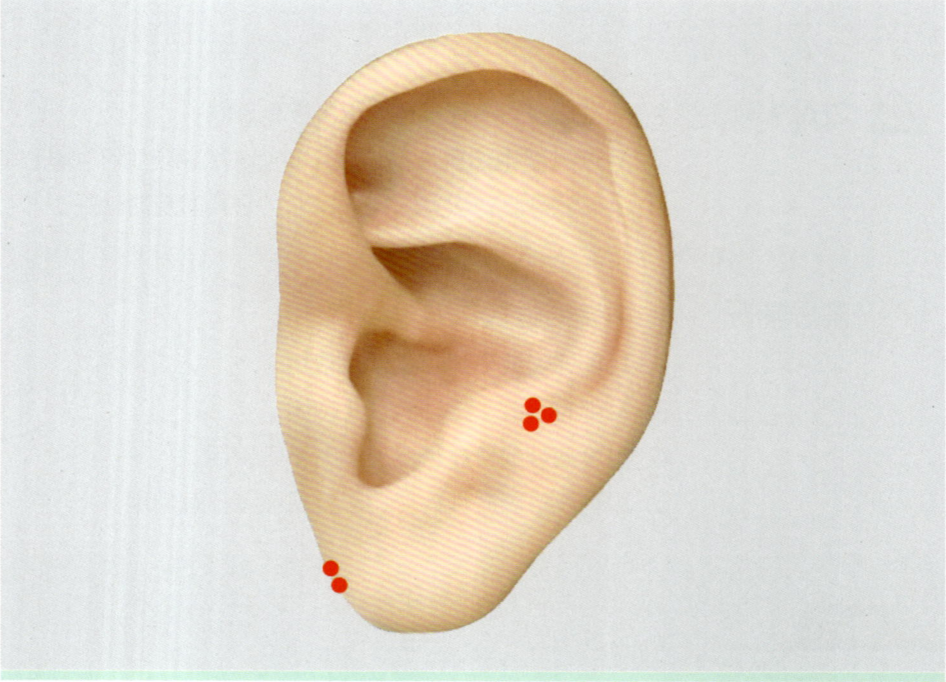

图 4-4-1　失眠取穴

操作方法

1. 用 75% 酒精棉球对选取部位进行清洁。
2. 用镊子取下耳豆（没有成品耳贴，可选用普通耳贴），贴于图 4-4-1 所示穴位上，并用拇、示指的指腹垂直按压 3～5 分钟，以耳朵发红发热为度。
3. 每日自行按压耳贴 3～5 次，睡前增加 1 次，根据季节可留耳贴 3～5 天。

注意事项

1. 垂直按压，不要揉搓，以免搓破皮肤。
2. 治疗过程中如果皮肤破溃，或者对胶布过敏，出现耳朵疼痛肿胀，应立即取下耳贴，必要时及时就医。

禁忌情况

1. 习惯性流产者及孕妇禁止使用。
2. 耳郭冻伤或有炎症者禁止使用。
3. 耳郭有湿疹、破溃者禁止使用。
4. 过度疲劳或身体极度衰弱者不宜使用。
5. 患有严重器质性病变和重度贫血者不宜使用。

笔记

五、中暑昏迷——指掐人中

适用病症　高温、高湿、无风环境下，运动训练时出现的中暑昏迷。应与运动性猝死相鉴别，后者除昏迷外还有呼吸、心搏骤停。

常用穴位　人中穴（位于人中沟的上 1/3 与中 1/3 交点处），见图 4-5-1。

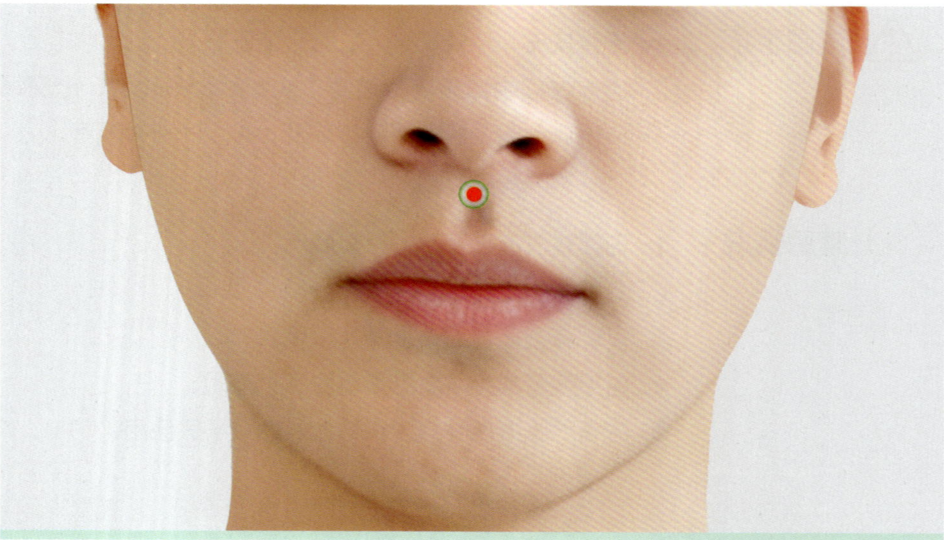

图 4-5-1　人中穴

操作方法

在常规降温、散热、转运的同时，用指甲点掐人中穴，斜向鼻中隔方向掐揉（图 4-5-2）。每次 1～2 分钟，可重复多次。有条件的可以用针刺（捣刺手法），至患者清醒为止。

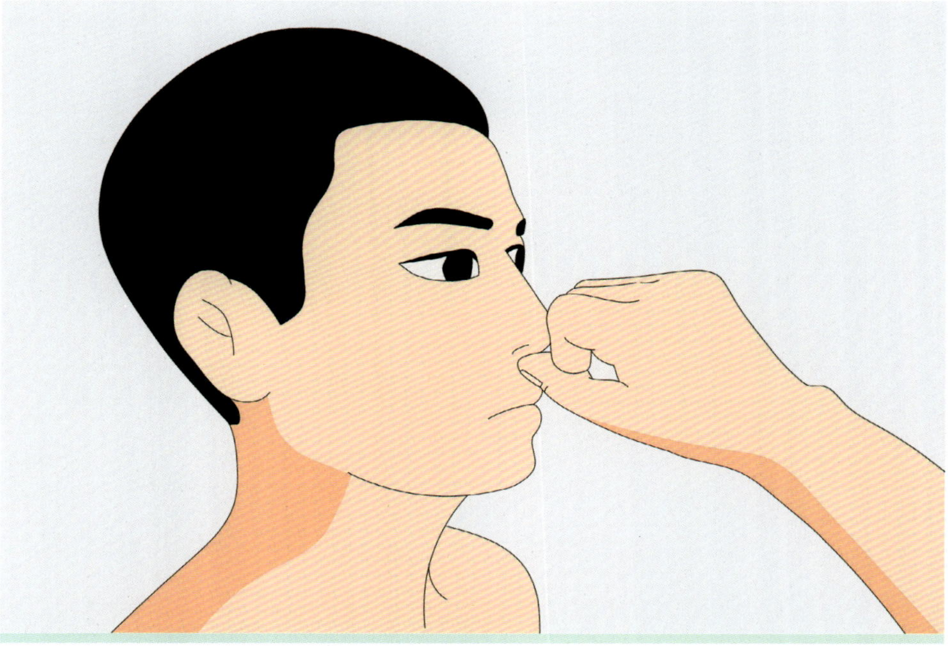

图 4-5-2 人中按压

注意事项

中暑早期，出现脸红、头发蒙症状时，采用耳尖放血或十指尖放血，可快速缓解症状，避免严重后果。参见刺络放血开窍醒神技术。

第五章

预防性自我训练

一、久坐腰背痛——椅子操

适用人员　长期久坐飞机、汽车或办公室人员。

操作方法

1. 慢骑马

吸气上顶，呼气松腰（图 5-1-1、视频 5-1-1）。每 30 分钟或 1 小时做 1 次，每次 20 个，每日 3 次。可激活腰部的肌肉。

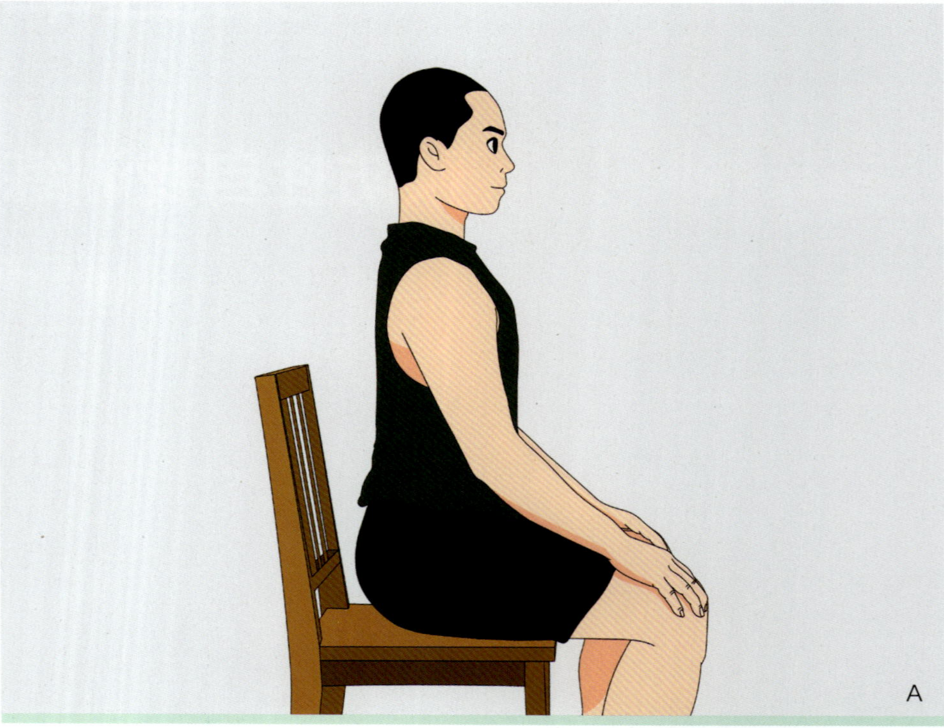

图 5-1-1　慢骑马

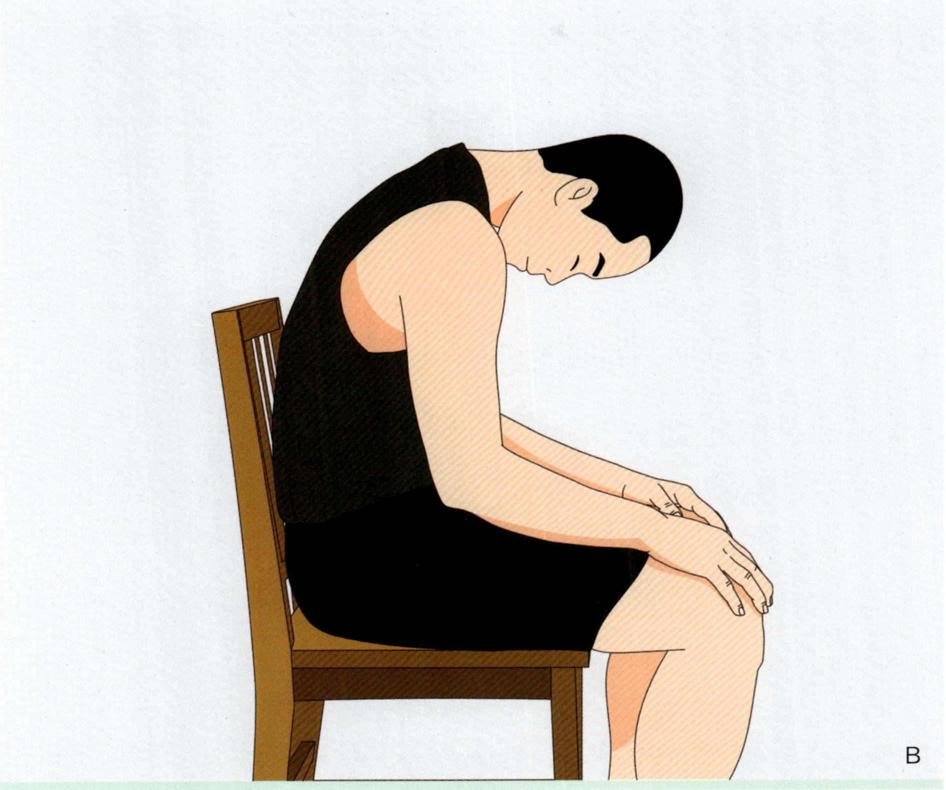

图 5-1-1（续）

视频 5-1-1　慢骑马

2. 臀走路

坐位，坐骨结节交替上抬，如同用臀部走路，配合呼吸，一上一下（图 5-1-2、视频 5-1-2）。可调节脊柱的肌肉张力。

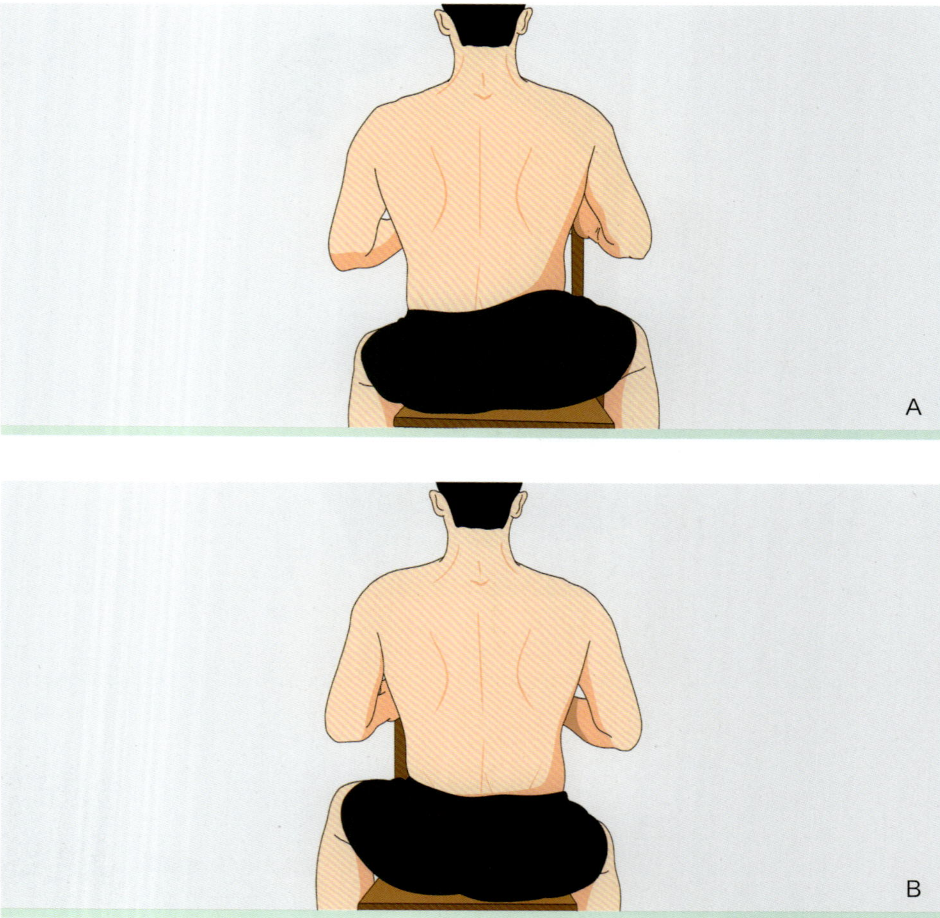

图 5-1-2　臀走路

视频 5-1-2　臀走路

3. 肩环绕

耸肩，做肩绕环（图 5-1-3 A）。也可以十指相扣向后拉，配合呼吸，做扩胸运动（图 5-1-3 B）。可激活肩部肌肉。

肩环绕法操作见视频 5-1-3。

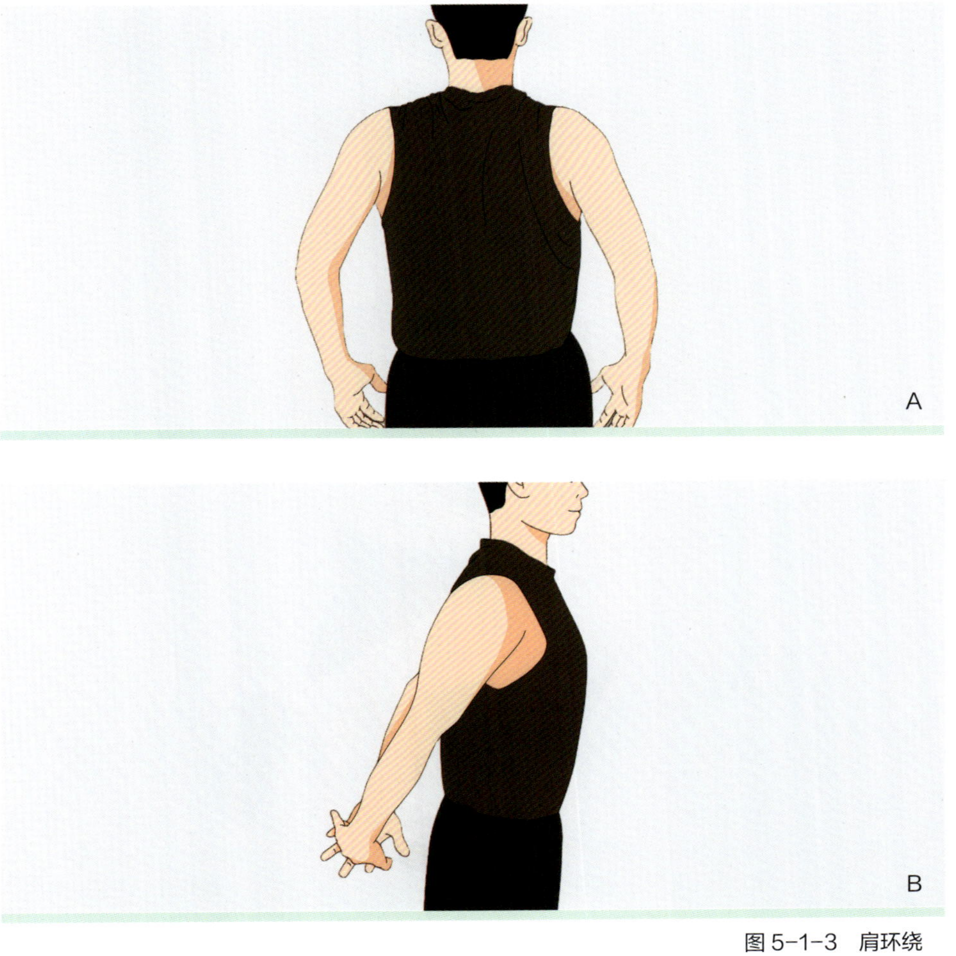

图 5-1-3 肩环绕

视频 5-1-3 肩环绕

4. 抱腿抗阻

跷二郎腿时双手抱腿，大腿配合呼吸抗阻向下压（图 5-1-4、视频 5-1-4）。可激活臀肌。

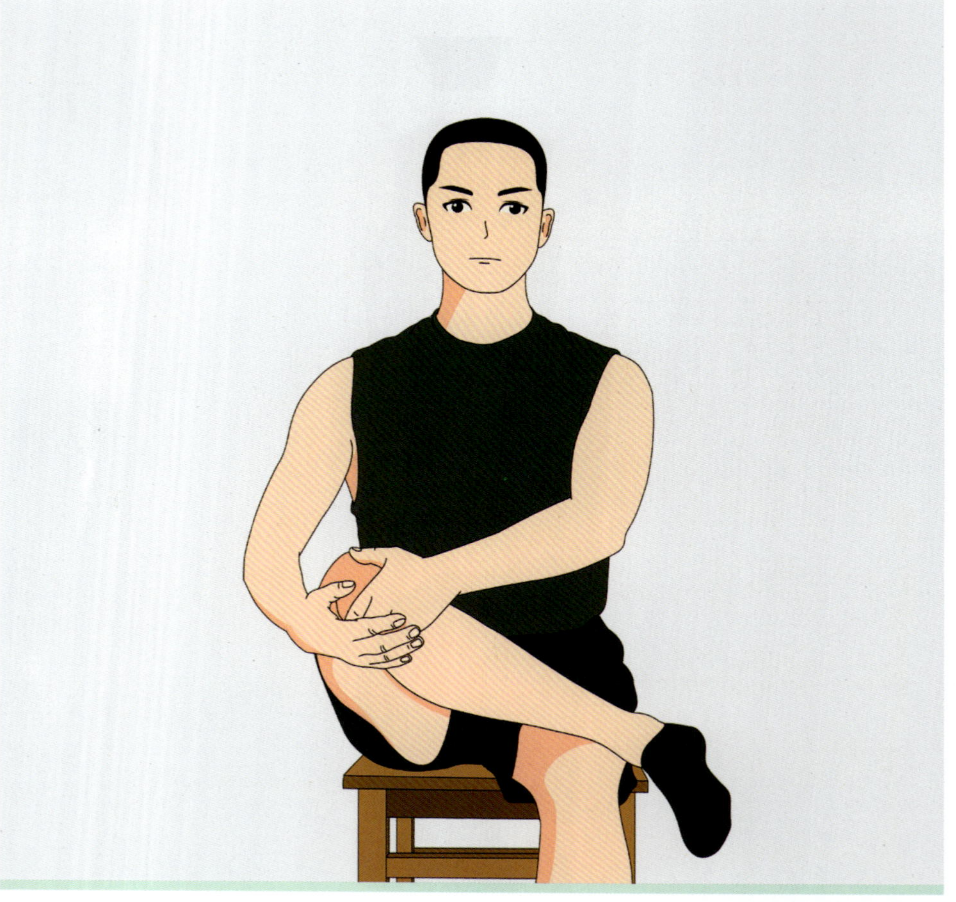

图 5-1-4　抱腿抗阻

视频 5-1-4　抱腿抗阻

5. 坐位抬腿

收腹，配合呼吸做抬大腿、勾脚（屈膝、屈髋、足背屈，又名三屈），再伸直，绷脚（图 5–1–5、视频 5–1–5）。

6. 静力抗阻

臀部全部坐在椅子上，将腰部尽量向椅子背上挤压，同时双脚用力踩地，全身用力绷紧，3 ~ 5 秒后放松（图 5–1–6、视频 5–1–6），可多次重复。

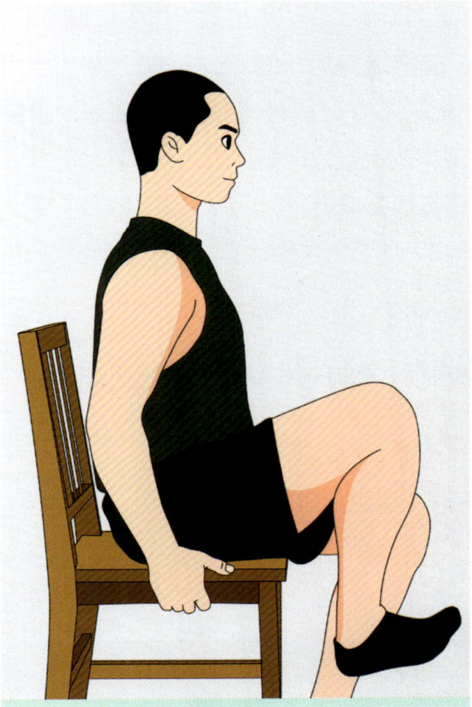

图 5–1–5 坐位抬腿

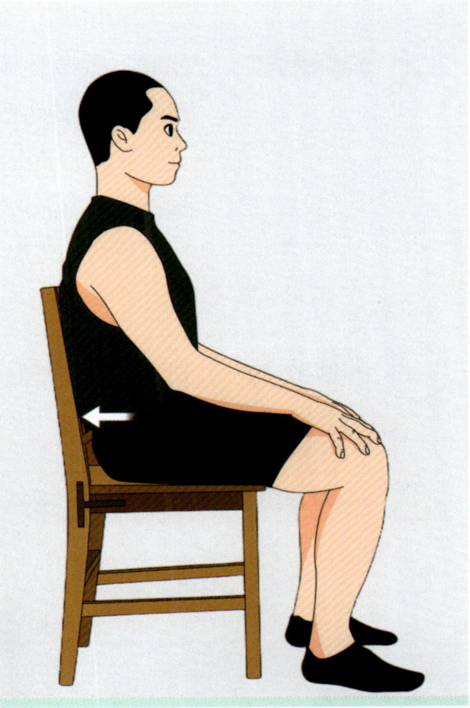

图 5–1–6 静力抗阻

视频 5–1–5 坐位抬腿

视频 5–1–6 静力抗阻

二、慢性腰痛——核心训练

适用病症 大于 3 个月的慢性腰痛。

1、俯身手臂快速摆动

动作要领 屈髋，微微屈膝，保持上身为一直线，手臂上举，上下摆动挥臂，可配合短促有力的呼吸（图 5-2-1、视频 5-2-1），节奏是吸气 4 次、呼气 4 次为 1 个呼吸回合，根据个人体能状况连续完成 6～10 个呼吸回合为 1 组。可根据个人体能状况完成 2～3 组。

训练功效 可激活深层腰背部肌群，提升脊柱稳定性，防止腰痛。

注意事项 收腹，背部保持平直，头颈部避免前引。

笔记

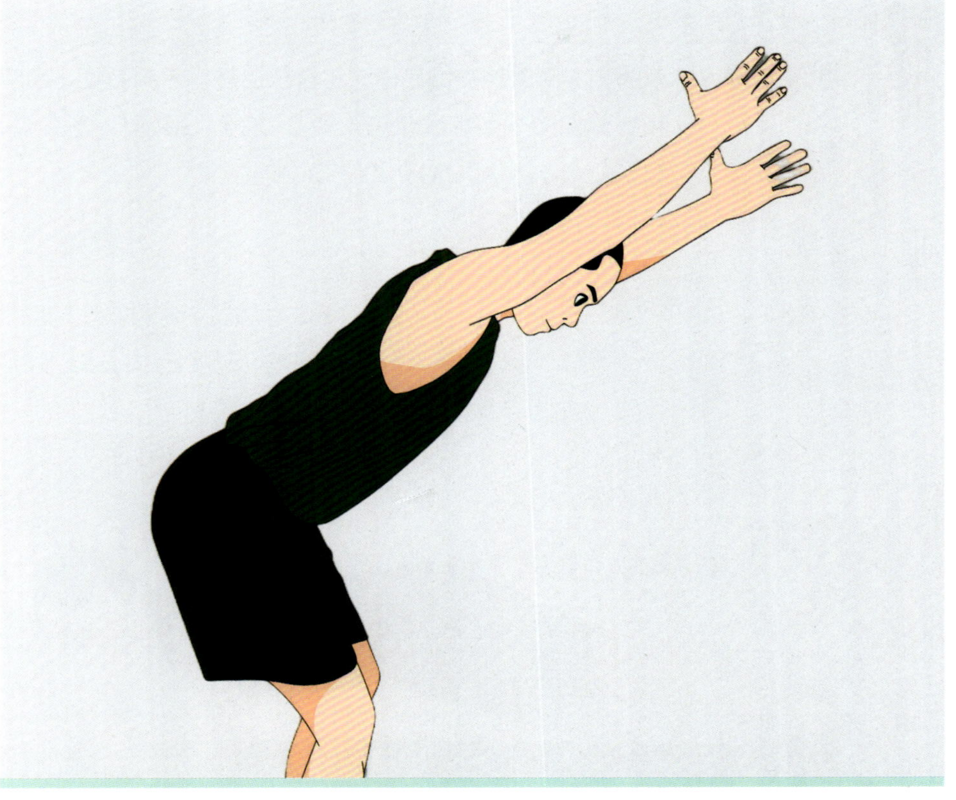

图 5-2-1 俯身手臂快速摆动

视频 5-2-1 俯身手臂快速摆动

Ⅱ、平板支撑

动作要领 双肘和双脚着地支撑身体，将臀部抬起。下颌微收，颈部和身体保持一条直线状态（图 5-2-2、视频 5-2-2）。根据个人体能状况维持 30～60 秒。

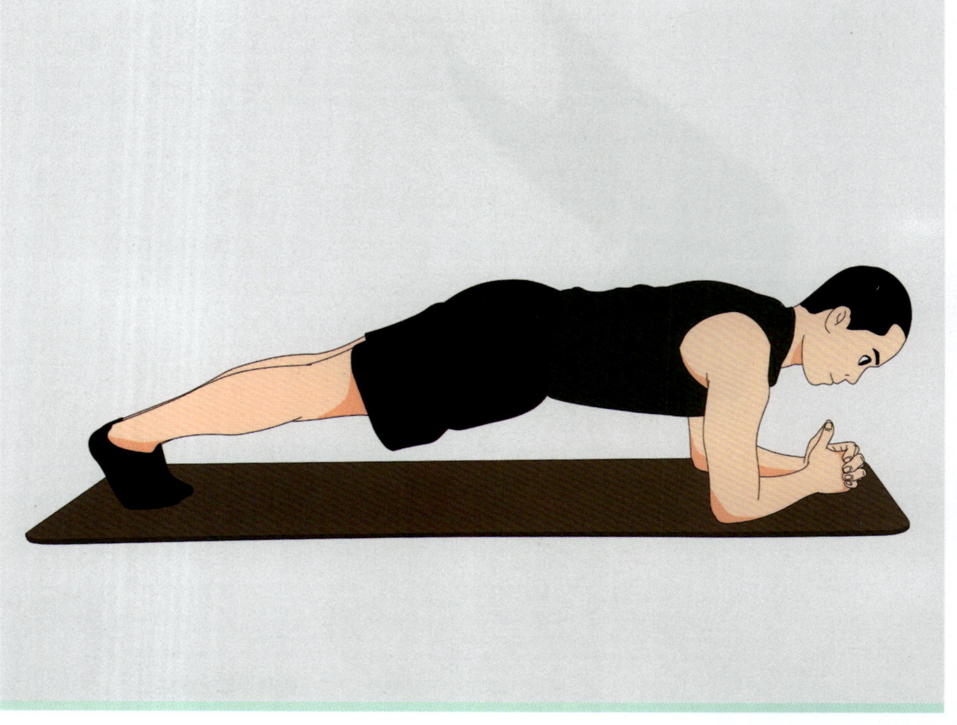

图 5-2-2　平板支撑

视频 5-2-2　平板支撑

Ⅲ、侧平板

动作要领 支撑侧手臂压向地面以保持肩带稳定，脊柱保持一条斜线（图 5-2-3、视频 5-2-3），根据个人体能状况维持 30～60 秒。左右交替进行，双向侧撑为 1 组，完成 2～3 组。进阶动作：将上面的腿外展。

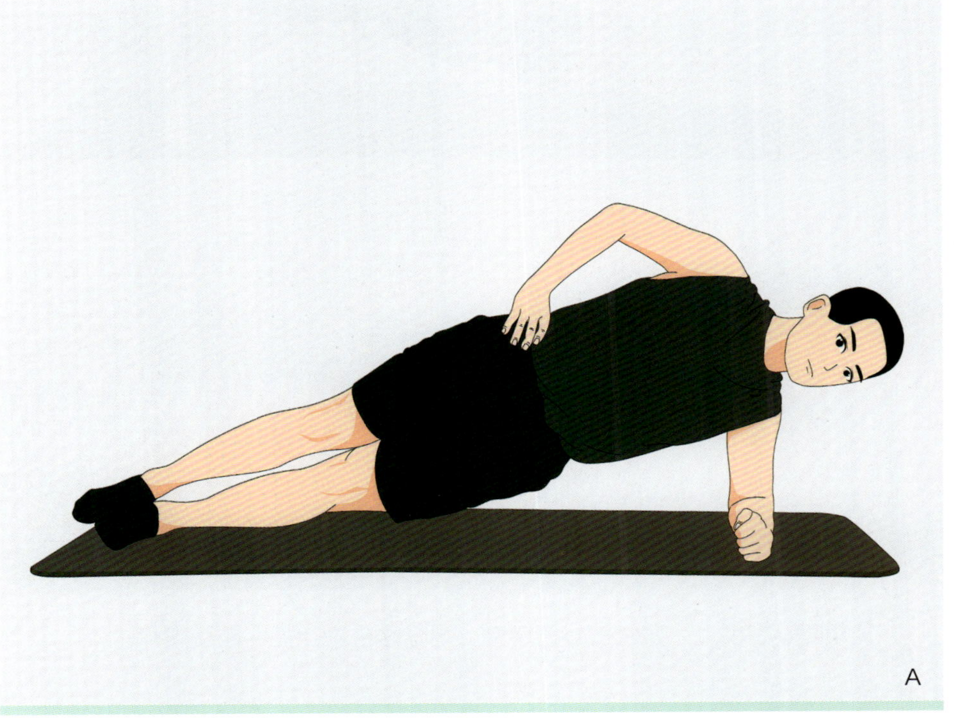

图 5-2-3 侧平板及进阶动作

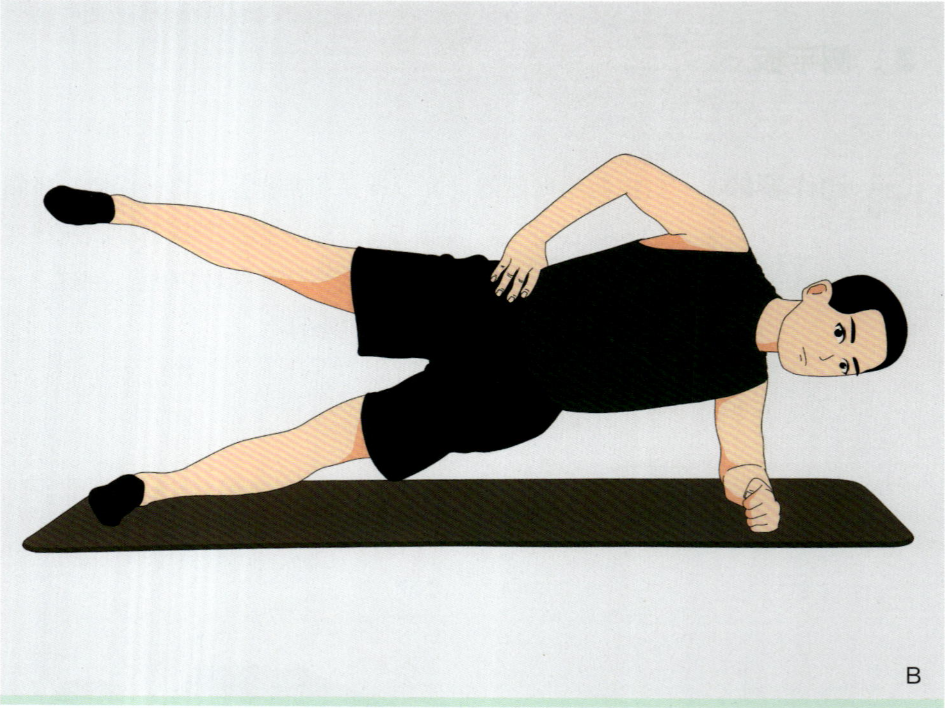

图 5-2-3（续）

视频 5-2-3　侧平板

训练功效　强化核心稳定性，增强腰椎稳定性，防止腰痛。

注意事项　收腹，配合呼吸，避免憋气，背部保持平直，头颈部避免前引。

Ⅳ、双腿臀桥、单腿臀桥

动作要领

双腿屈膝仰卧，抬高臀部至膝盖与肩部成一条斜线，接着下落臀部至接近地面时继续抬起（图5-2-4），往复进行15～20次为1组，完成2～3组。单腿臀桥是双腿臀桥的进阶动作，要求臀部保持在高处不动，一腿上下往复抬起 6 ~10 次（图 5-2-5），以进一步强化臀肌和腰背肌群的稳定性力量。

双腿、单腿臀桥演示见视频 5-2-4。

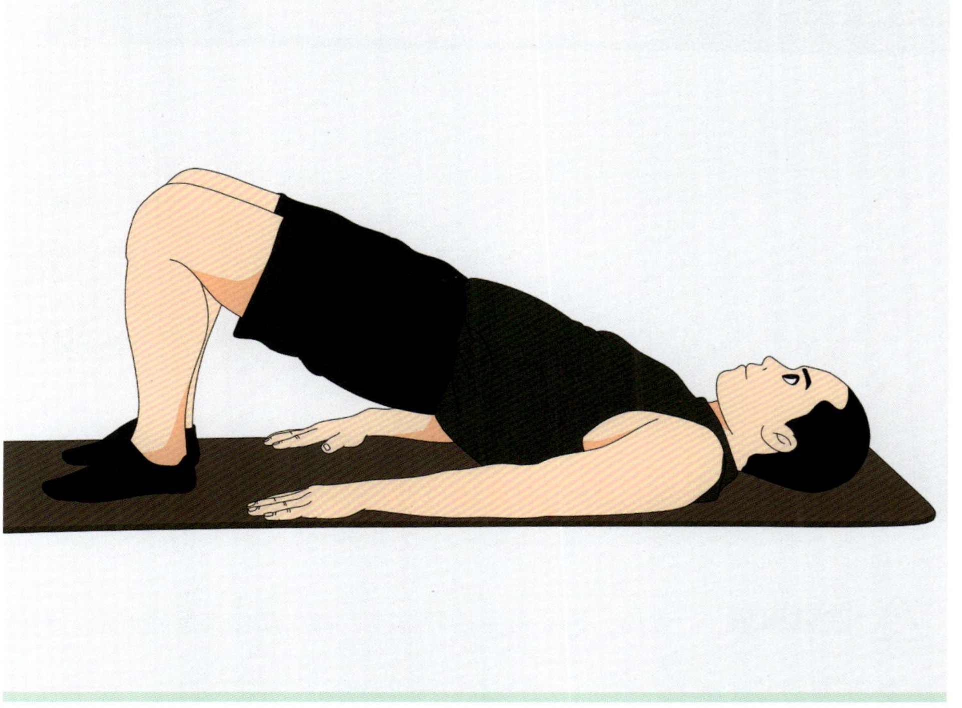

图 5-2-4　双腿臀桥

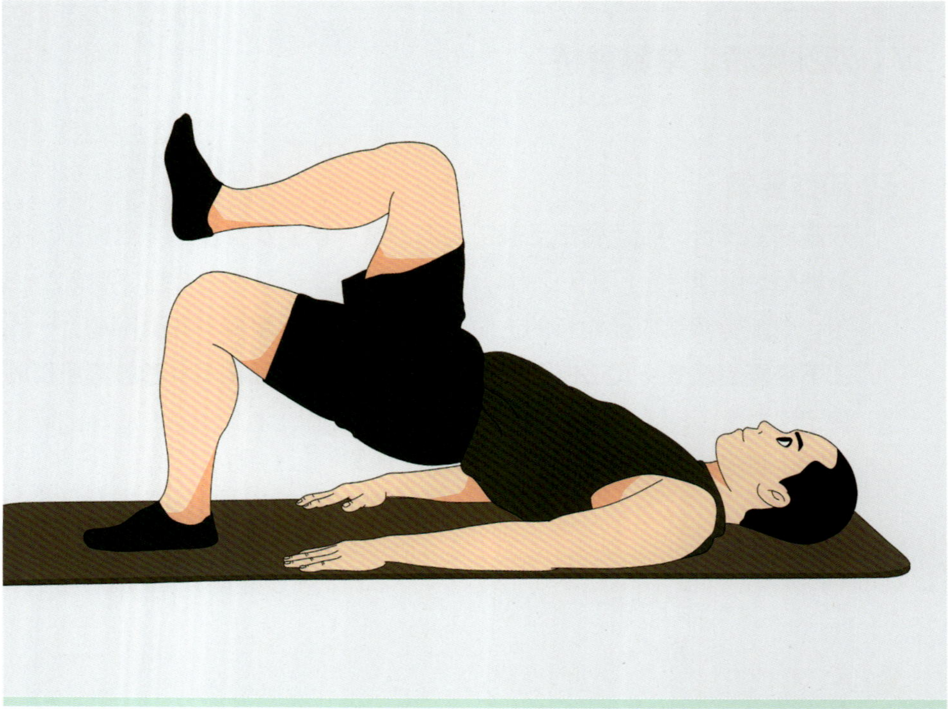

图 5-2-5 单腿臀桥

视频 5-2-4 臀桥（双腿、单腿）

训练功效 强化臀部和腰背部肌肉力量。

注意事项 收腹，臀部避免抬起过高，每次动作都配合呼吸，避免憋气。

V、仰卧肩髋对向运动

动作要领 配合快速有力的呼吸，上半身旋转时把气呼尽，转回中间的过程中快速吸气（图 5-2-6、视频 5-2-5）。左右旋体为1次，连续6～10次为1组，根据个人体能状况完成2～3组。

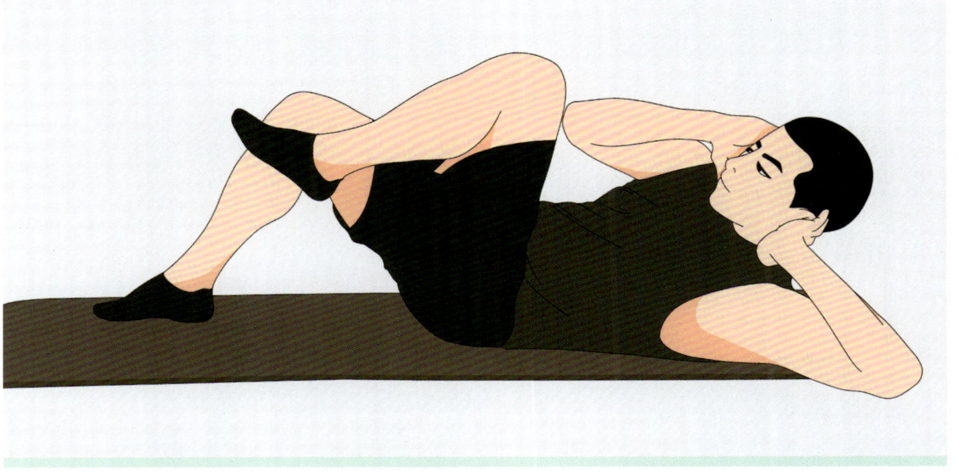

图 5-2-6 仰卧肩髋对向运动

视频 5-2-5 仰卧肩髋对向运动

训练功效 可强化腰腹部力量，增强脊柱旋转能力，提升投掷类动作的质量。

注意事项 收腹，双手置于耳侧，避免拽拉头部，每次动作都配合呼吸。

Ⅵ、俯身游泳

动作要领

俯卧位，腹部着地，上、下肢离地，进行交替上下肢运动，同侧肢体同时抬离地面，或对侧肢体同时抬离地面均可。可配合短促有力的呼吸（图 5-2-7、视频 5-2-6），吸气 4 次、呼气 4 次为 1 个呼吸回合。根据个人体能状况连续完成 6 ~10 个呼吸回合为 1 组，可根据个人体能状况完成 2 ~3 组。

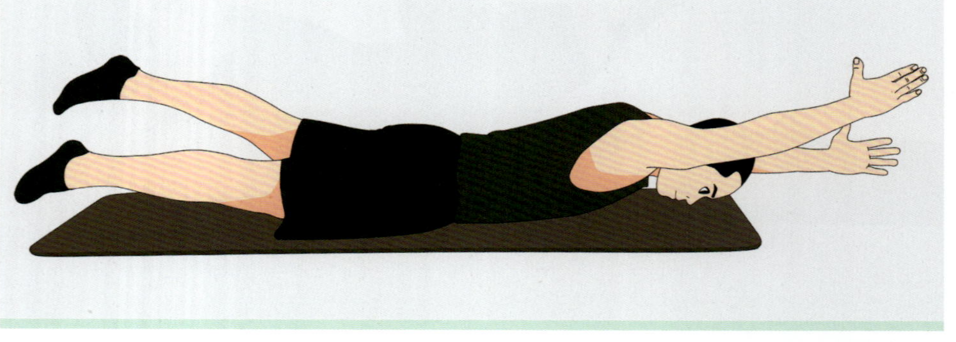

图 5-2-7　俯身游泳

视频 5-2-6　俯身游泳

训练功效

强化腰背肌群力量，提升协调控制能力，预防腰背疼痛。

注意事项

收腹，身体无须抬起过高，注重头颈部、脊柱和四肢的延长感为佳，每次动作都配合呼吸。

笔记

三、关节强化——髋膝踝训练

适用病症 髋膝踝力量和灵活性不足引起的损伤。

1、面壁深蹲

动作要领 面壁，或面前放一把椅子，保持视线向着正前方，完成10～20次深蹲（图5-3-1、视频5-3-1），初学者建议放慢速度和减少次数。

训练功效 可强化髋膝踝联动能力，提升躯干核心稳定性，建立正确的蹲起运动模式，防止重心过度前压导致的膝关节损伤。

注意事项 保持直背，避免膝关节内扣，在下蹲时保持髋关节、膝盖对准第二足趾。

笔记

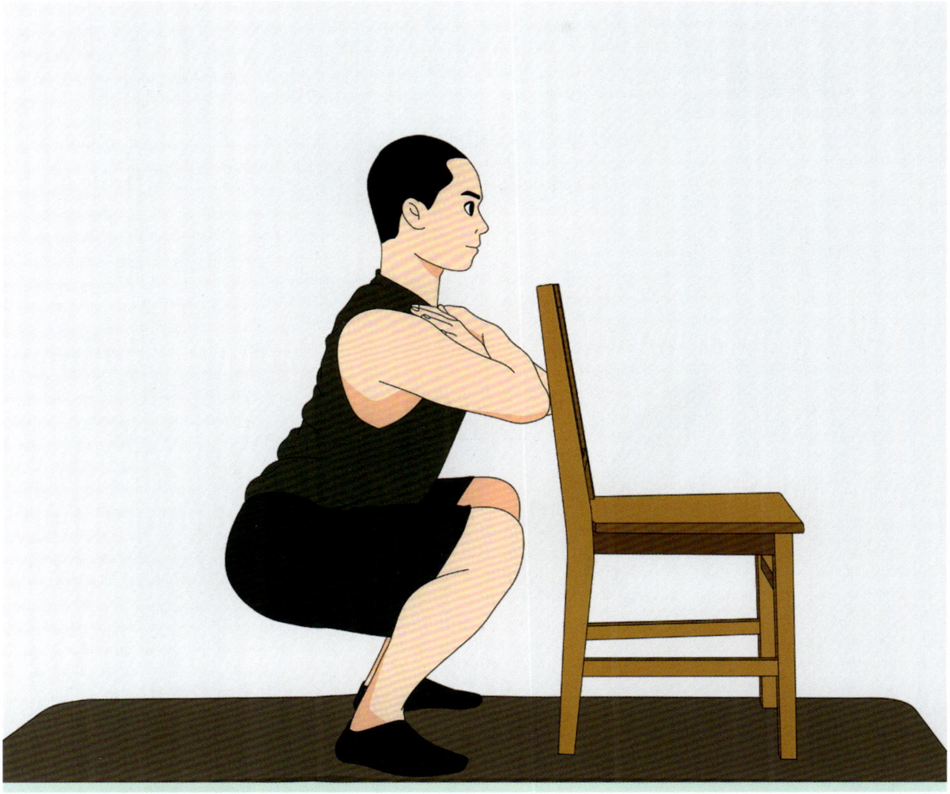

图 5-3-1 面壁深蹲

视频 5-3-1 面壁深蹲

Ⅱ、原地踏步

动作要领 浅坐在椅子上，屈膝令小腿稍后收，双侧足踝交替一上一下运动为1个回合（图5-3-2、视频5-3-2），完成10～20个回合。也可采用站姿（图5-3-3、视频5-3-3）。

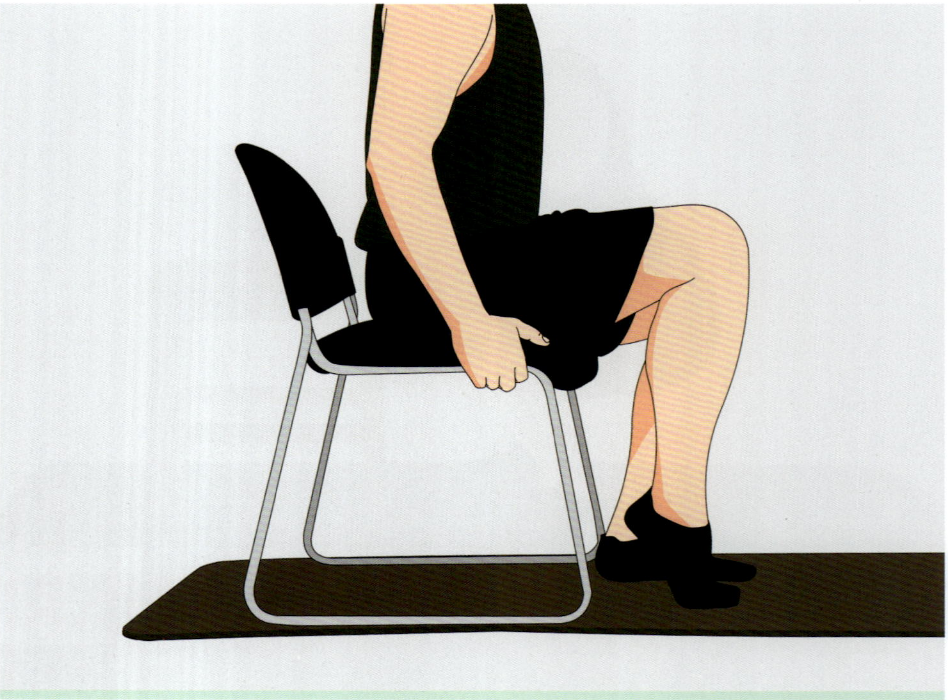

图5-3-2 坐姿踏步

视频5-3-2 坐姿踏步

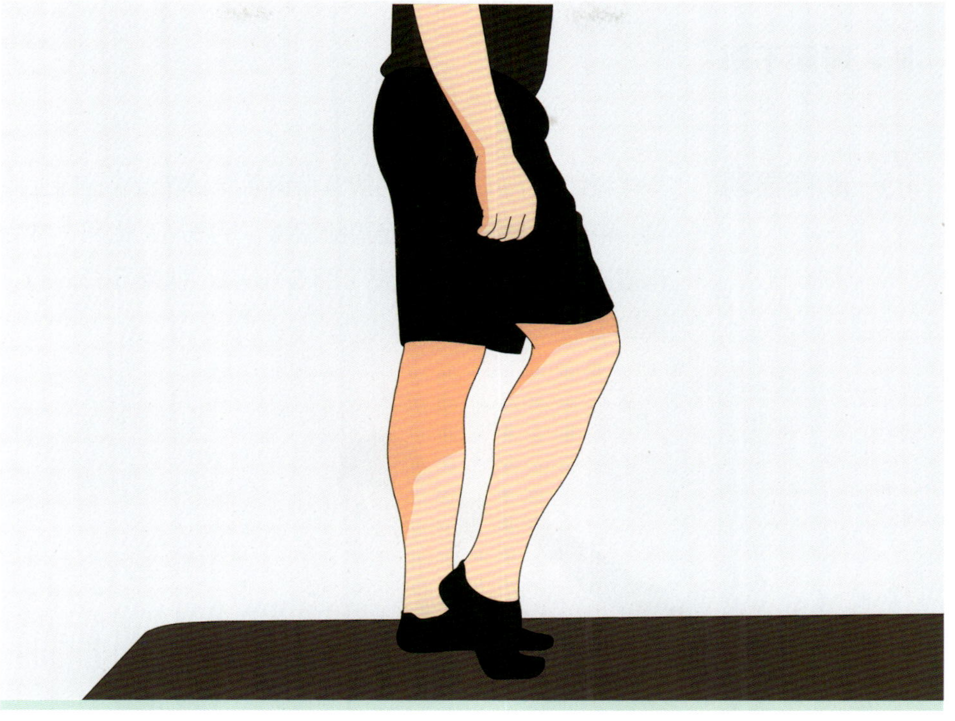

图 5-3-3　站姿踏步

视频 5-3-3　站姿踏步

训练功效　可使足踝灵活，建立正确的足踝部运动模式，在跑步和跳跃运动中增加足部缓冲，防止足踝部损伤。

注意事项　保持足尖向前，想象足踝部很灵巧地上下运动。

Ⅲ、蹲起不跳

动作要领 身体缓缓向下预蹲，同时双臂稍稍后伸，接着快速向上挥臂，带动身体向上，直至直腿踮脚，足跟高高抬起，然后再重心向下回到起始位置（图 5-3-4、视频 5-3-4）。重复 10～15 次。

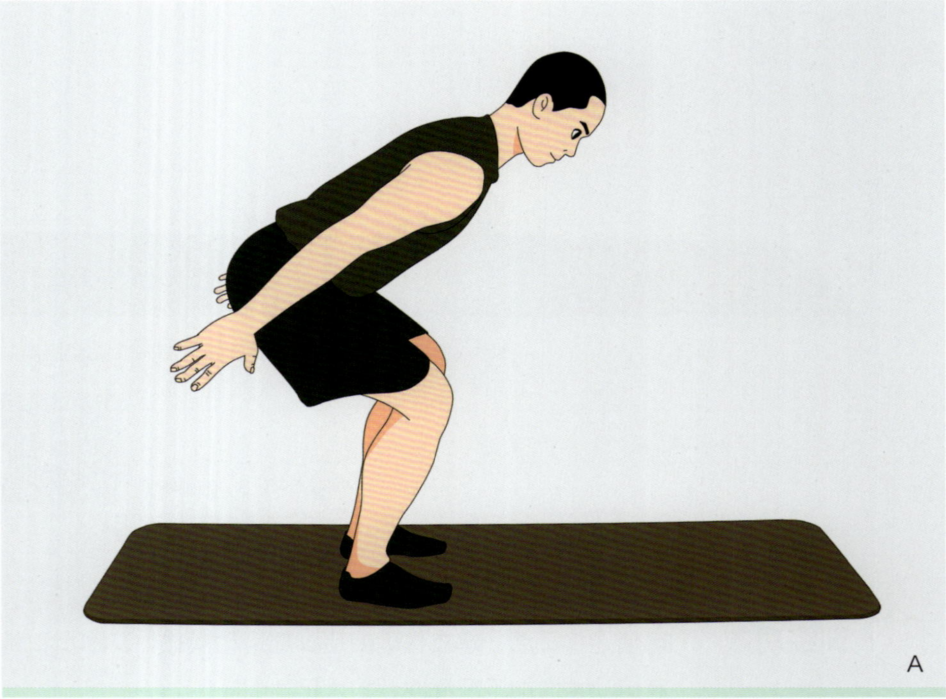

图 5-3-4 蹲起不跳

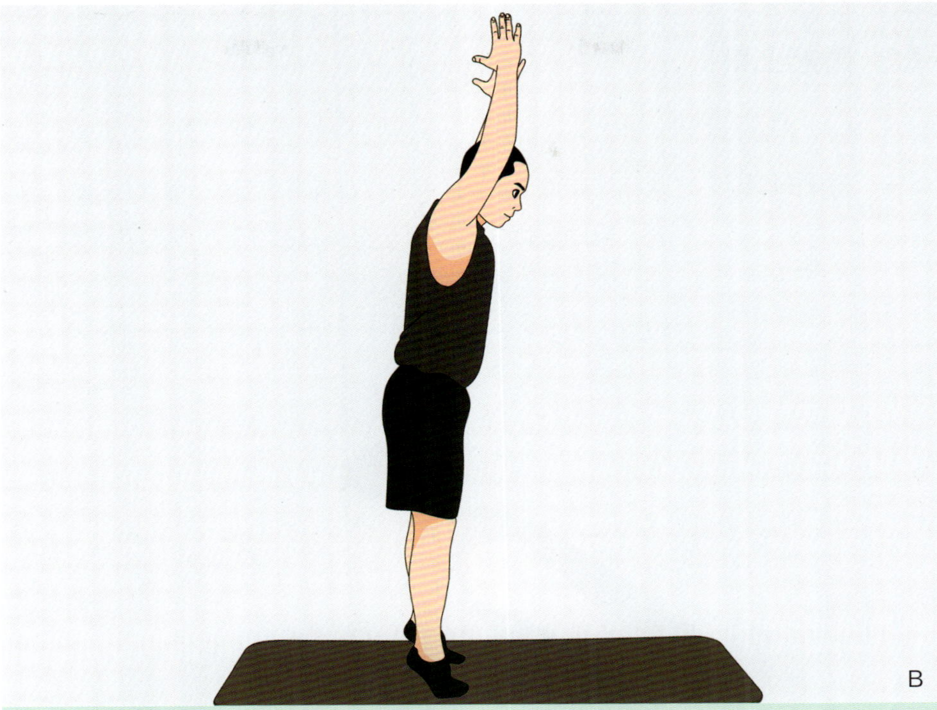

B

图 5-3-4（续）

视频 5-3-4 蹲起不跳

训练功效 建立正确的跳跃运动模式，建立髋、膝盖、踝的协调运动，增强跳跃类运动的体能表现，防止足踝、膝盖损伤。

注意事项 保持直背，协调挥臂；避免膝关节内扣，在下蹲时保持髋关节、膝盖对准第二足趾。

Ⅳ、蹲起上跳

动作要领 身体缓缓向下预蹲，同时双臂稍稍后伸；接着快速向上挥臂，带动身体向上，直至身体高高跃起；然后再足掌、踝部、膝关节、髋关节逐次缓冲，让身体重心向下回到起始位置（图 5-3-5、视频 5-3-5）。重复 10～15 次。

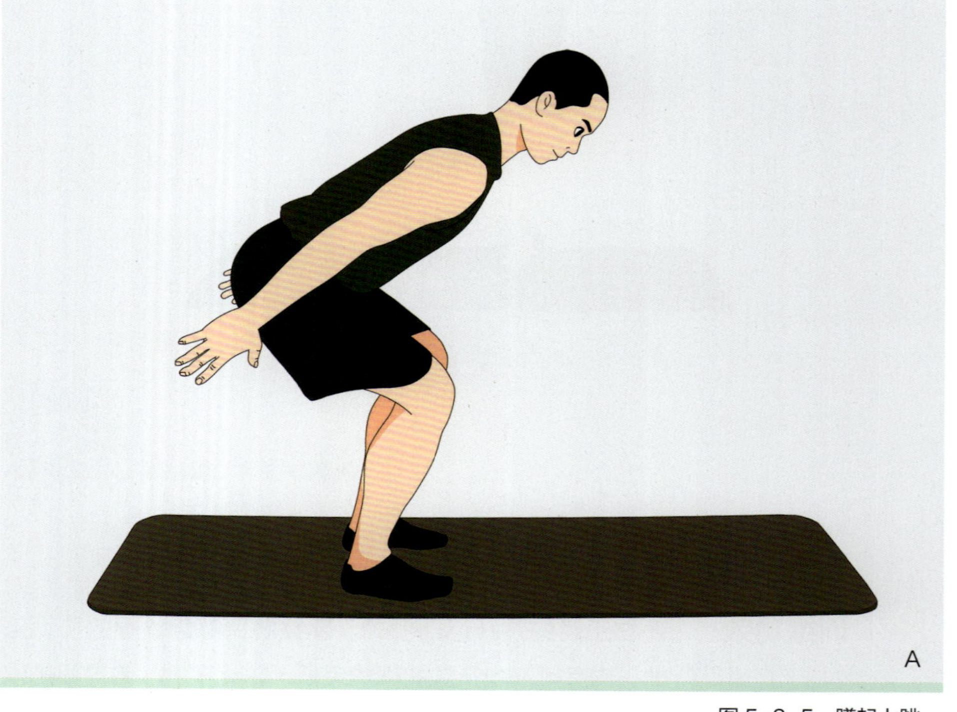

图 5-3-5　蹲起上跳

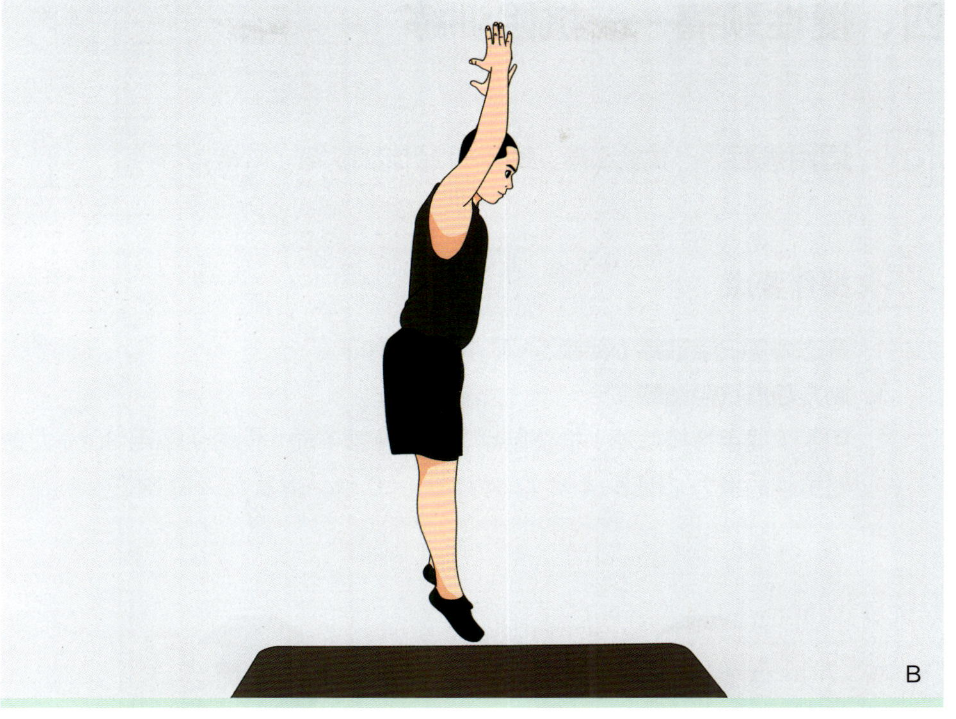

图 5-3-5（续）

视频 5-3-5 蹲起上跳

训练功效 建立正确的跳跃运动模式，建立髋、膝盖、踝联动的协调运动，增强跳跃类运动的体能表现，防止足踝、膝盖损伤。

注意事项 跃起要高，落地要稳；保持直背，协调挥臂；避免膝关节内扣，在下蹲时保持髋关节、膝盖对准第二足趾。

四、慢性颈痛——抗阻训练

适用病症

慢性颈痛、颈椎失稳引起的头痛、眩晕。

操作要点

静态力量抗阻训练（视频 5-4-1）要点如下。

1. 前方静态抗阻训练

用手（或手持按摩球）推住前额，保持头部不动，同时头部用 30% 力量对抗手的推力（图 5-4-1）。持续 8 ~10 秒，重复 8 ~10 次。

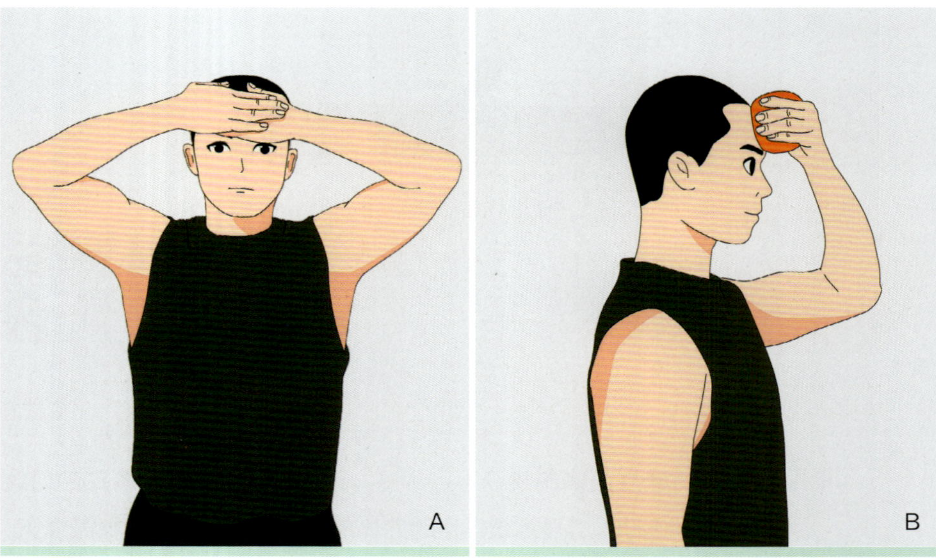

图 5-4-1　前方静态抗阻训练

2. 后方静态抗阻训练

用手推住枕后部，保持头部不动，同时头部用 30% 力量对抗手的推力（图 5-4-2）。持续 8 ~10 秒，重复 8 ~10 次。

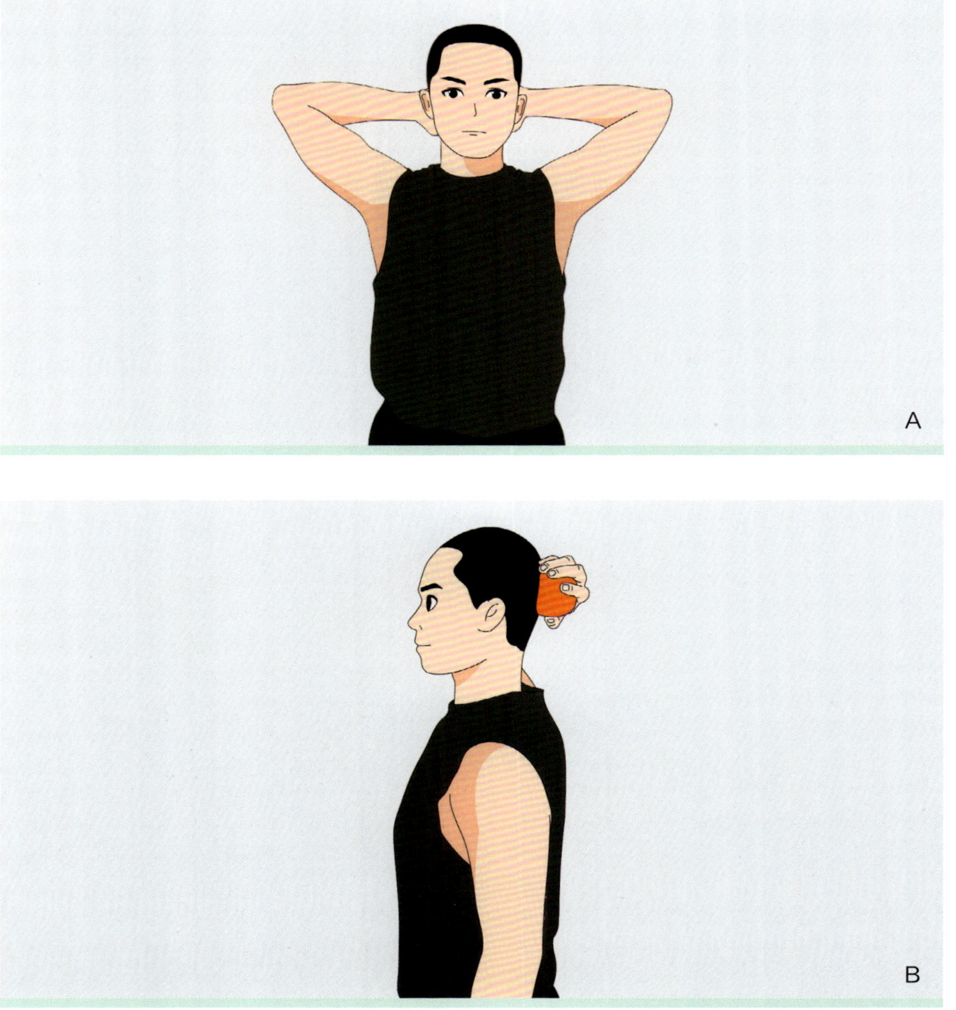

图 5-4-2 后方静态抗阻训练

3. 左侧静态抗阻训练

用手推住左侧颞部，保持头部不动，同时头部用 30% 力量对抗手的推力（图 5-4-3）。持续 8 ~10 秒，重复 8 ~10 次。

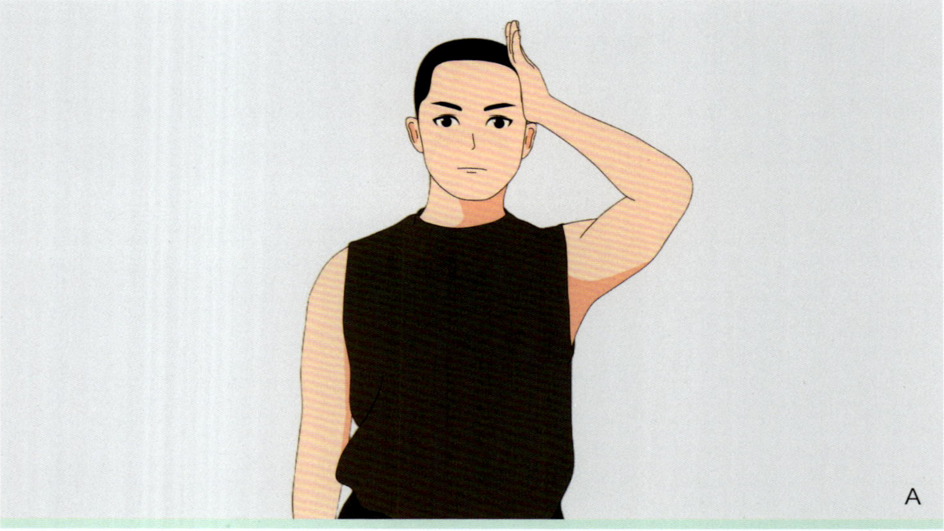

A

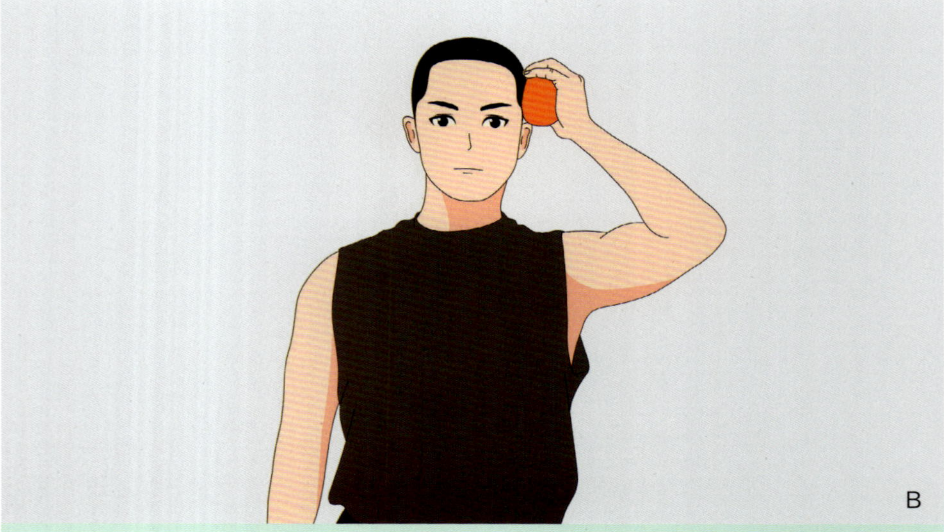

B

图 5-4-3　左侧静态抗阻训练

4. 右侧静态抗阻训练

用手推住右侧颞部，保持头部不动，同时头部用 30% 力量对抗手的推力（图 5-4-4）。持续 8 ~10 秒，重复 8 ~10 次。

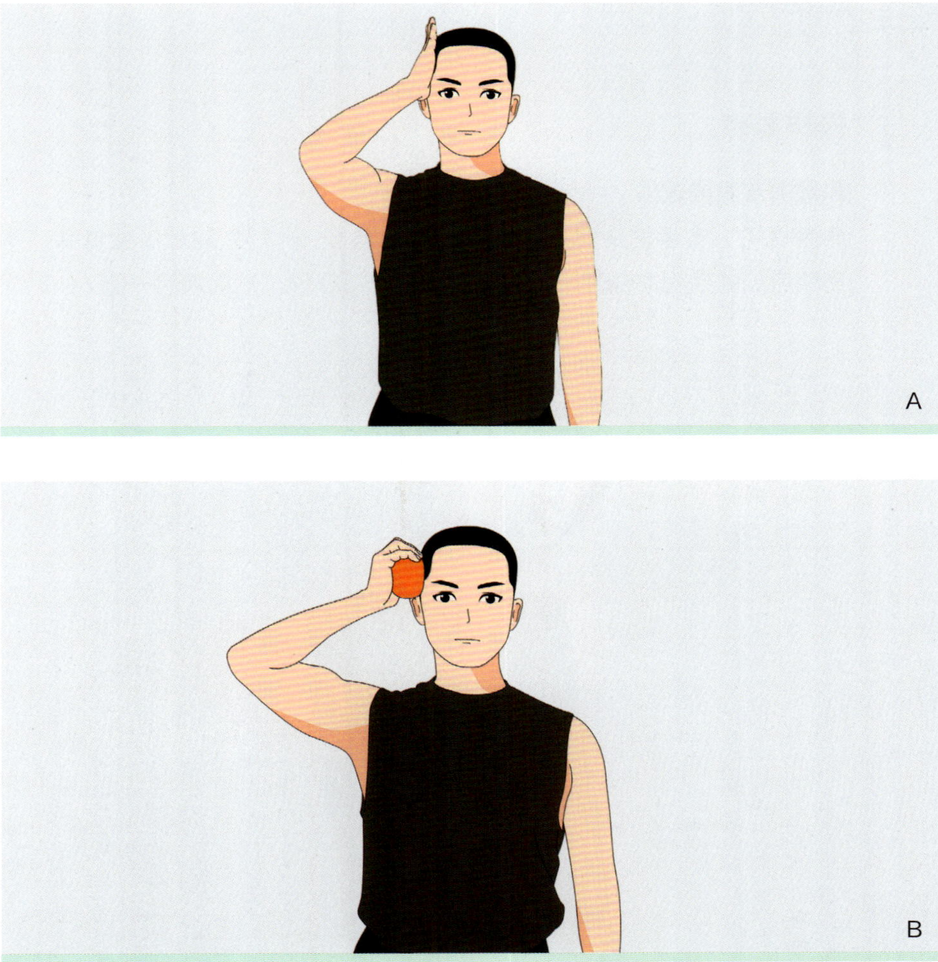

图 5-4-4 右侧静态抗阻训练

视频 5-4-1 头部静态抗阻训练

五、肌群拉伸训练

适用病症

慢性肌肉紧张、疼痛。

操作要点

1. 颈部侧方肌肉拉伸

肩膀摆平，右手把头向右侧肩膀拉伸（图 5-5-1）。注意不要低头，不要抬肩，感受到左侧颈部拉伸时保持 10 ~ 30 秒。然后换另一侧。

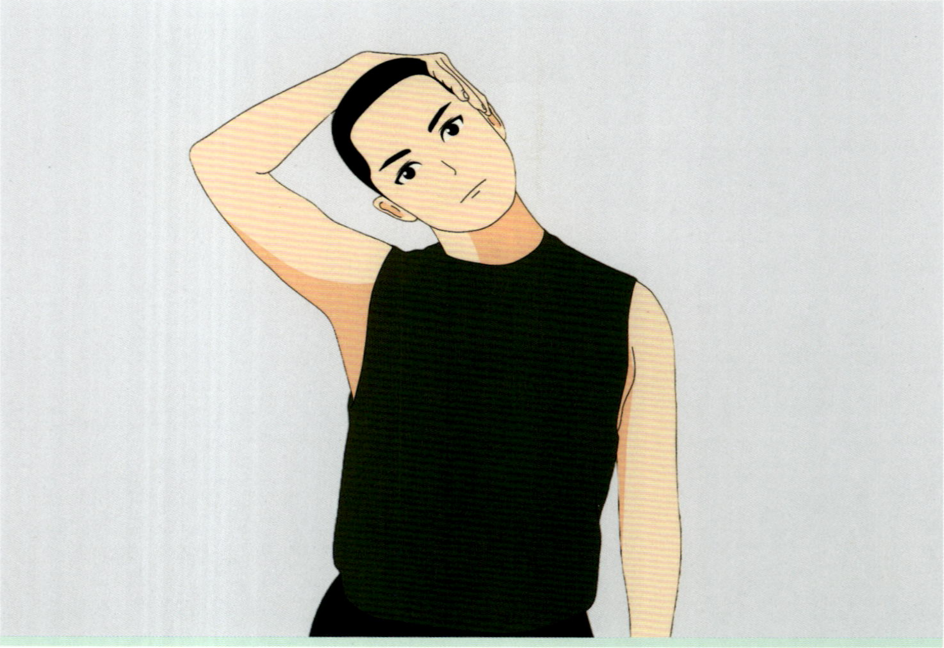

图 5-5-1　颈部侧方肌肉拉伸

2. 三角肌后束拉伸

一手勾住伸直的另一条手臂的肘部，向身体方向拉，感受到肩膀后侧的牵拉感后保持 10～30 秒（图 5-5-2）。然后换另一侧。

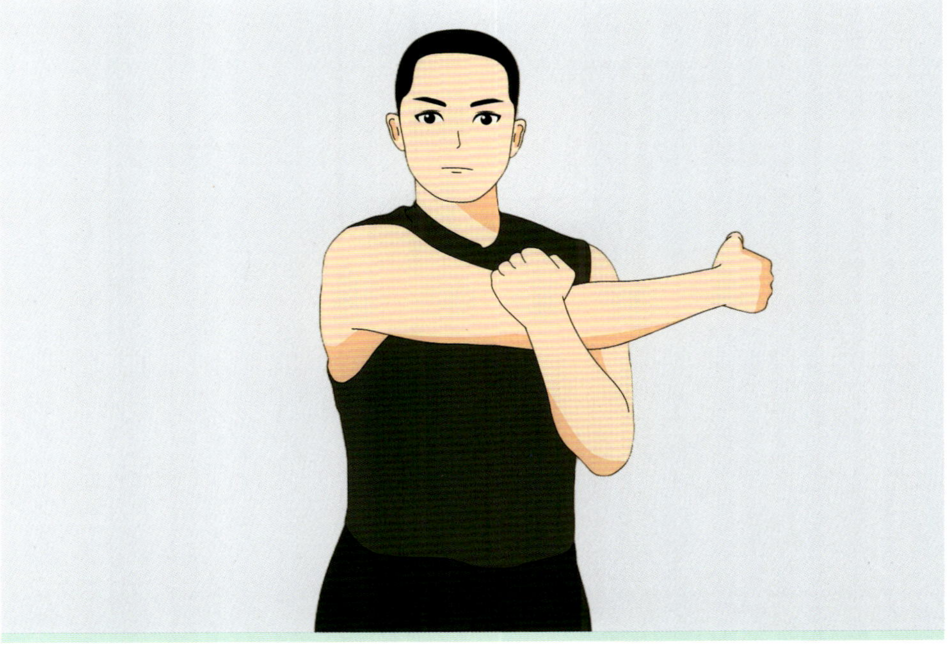

图 5-5-2　三角肌后束拉伸

笔记

3. 胸大肌拉伸

肘抬至肩关节高度，屈肘使前臂向上，手掌放在墙上或门框上，感受到胸大肌部的牵拉感后保持 10～30 秒（图 5-5-3）。然后换另一侧。

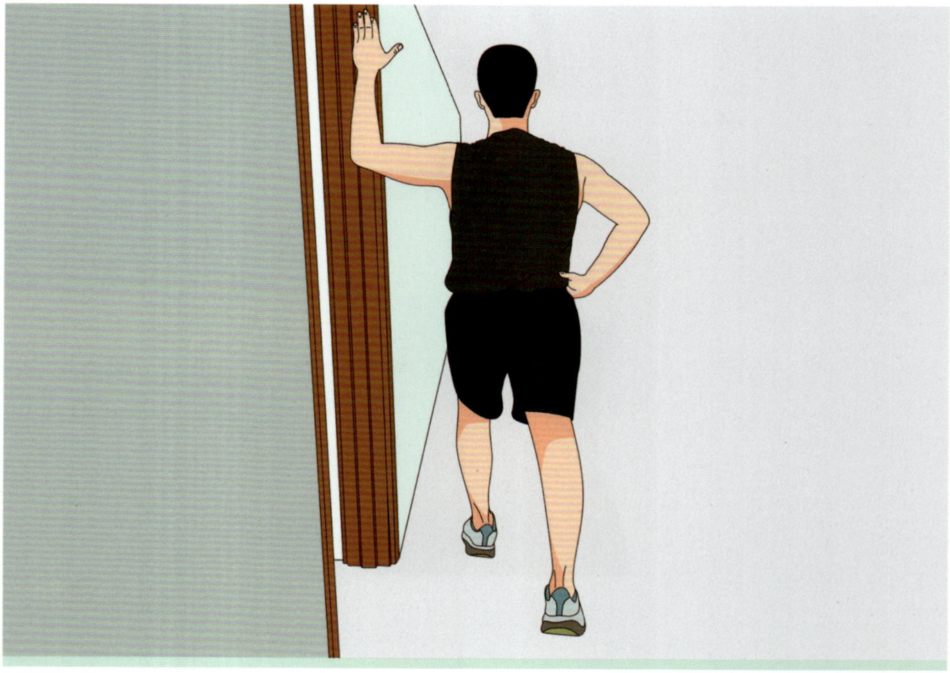

图 5-5-3　胸大肌拉伸

4. 肱二头肌拉伸

手臂伸向侧下方，手背贴墙，其他支撑物，转动上身，感受到上臂前面的牵拉感后保持 10 秒（图 5-5-4）。然后换另一侧。

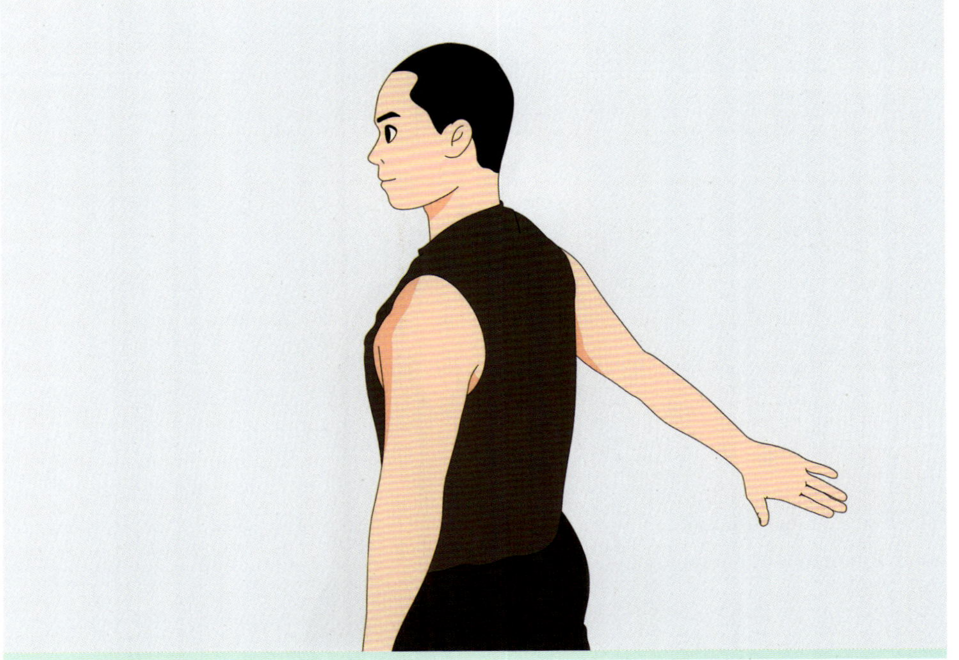

图 5-5-4 肱二头肌拉伸

5. 肱三头肌拉伸

右侧肩、肘关节屈曲，尽力触摸右肩胛骨（图 5-5-5）。上臂尽可能地靠近耳，肱骨的后面指向前方，而不要翻向外侧。可用左手辅助向肘关节后方推，感受到大臂后方的牵拉感后保持 10 秒。然后换另一侧。

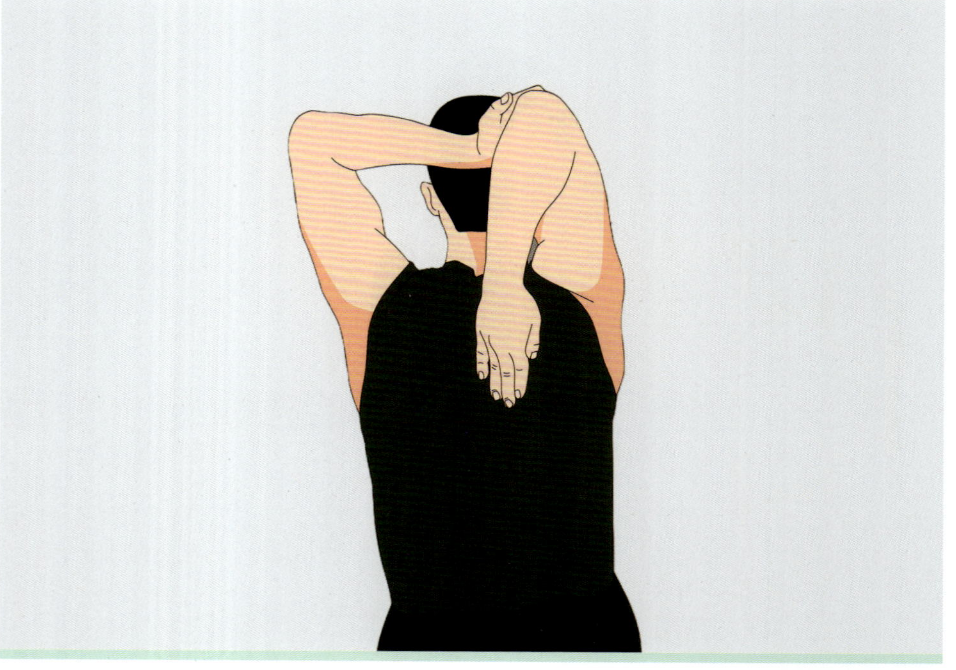

图 5-5-5　肱三头肌拉伸

6. 上背部拉伸

直立位，将手臂向前伸直，手掌朝下（或扶住窗台等固定物）。然后将头部放低，直到与手臂对齐。接着弯曲上背部，并看向地面，感受到上背部的牵拉感后保持 10～30 秒（图 5-5-6）。

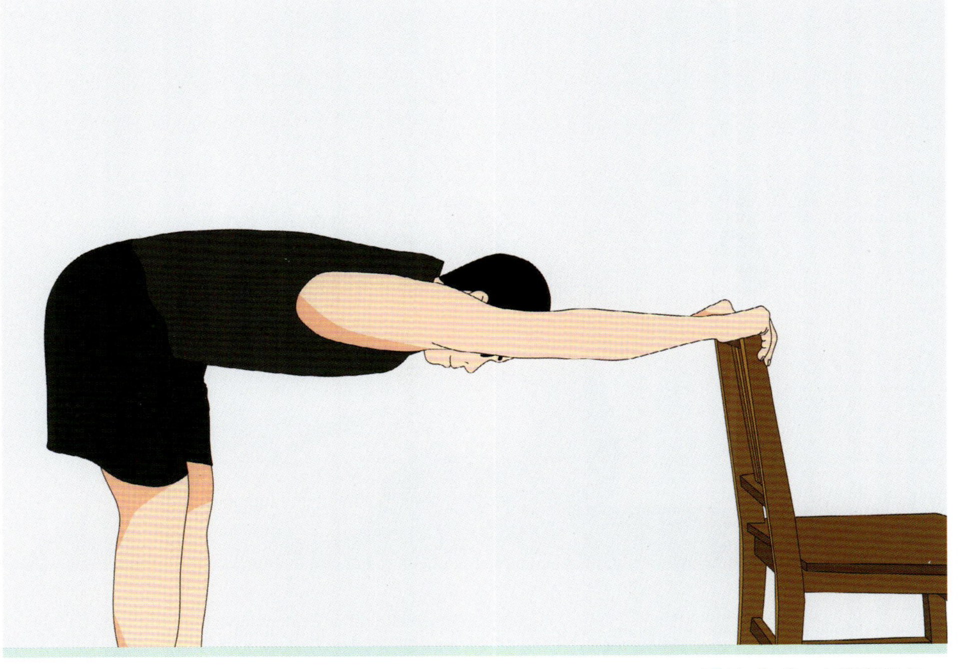

图 5-5-6　上背部拉伸

7. 臀部拉伸

仰卧位，右腿屈膝屈髋，左脚横放右侧大腿上，用双手将左大腿拉近身体，感受到臀部的牵拉感后保持 10 ~ 30 秒（图 5-5-7）。然后换另一侧。

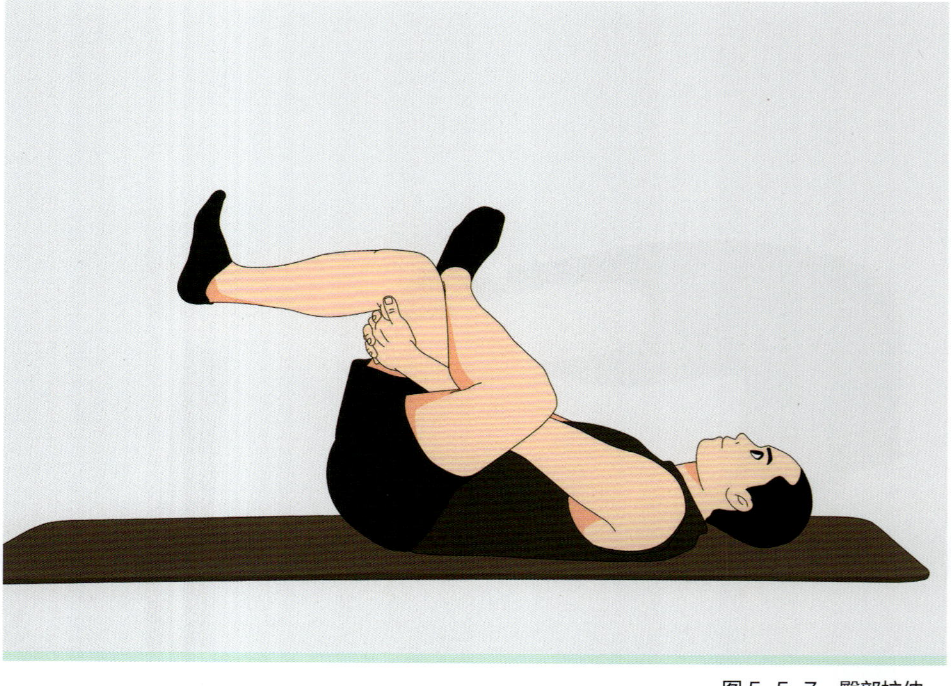

图 5-5-7　臀部拉伸

8. 髂腰肌拉伸法

弓箭步，骨盆摆正，拉伸腿位于后侧，膝盖着地，感受到腰部前方的牵拉感后保持 10 ~ 30 秒，然后换另一侧（图 5-5-8）。

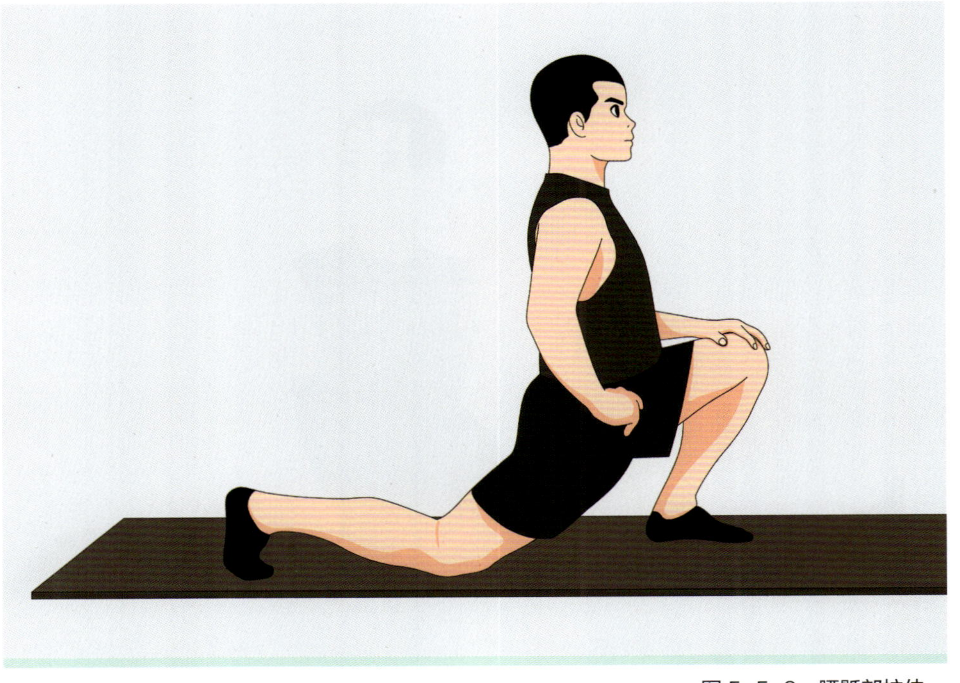

图 5-5-8 腰骶部拉伸

9. 大腿外侧拉伸

右腿伸直，左腿屈膝跨过右侧膝盖，右肘外侧抵住左膝关节外侧，左手在臀部附近支撑，躯干尽量向左扭转，右肘保持足够的压力使左膝稳定。感受到左腿外侧的牵拉感后保持 10～30 秒（图 5-5-9）。然后换另一侧。

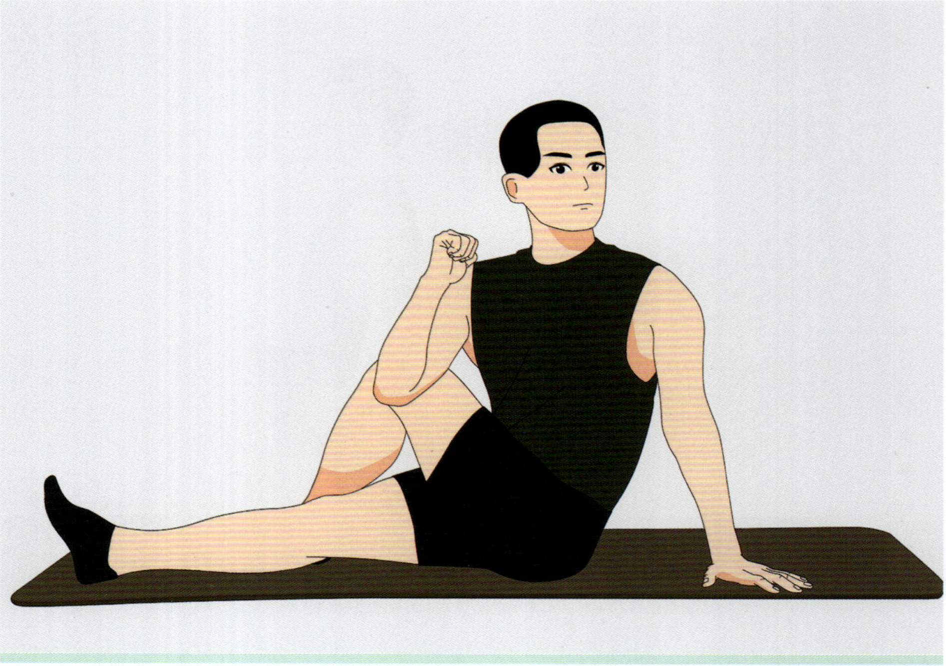

图 5-5-9　大腿外侧拉伸

10. 大腿后侧拉伸

平躺，一腿伸直，另一腿直腿抬高，用双手辅助将其拉向躯干。感受到一侧大腿后侧的牵拉感后保持 10 ~ 30 秒（图 5-5-10）。然后换另一侧。

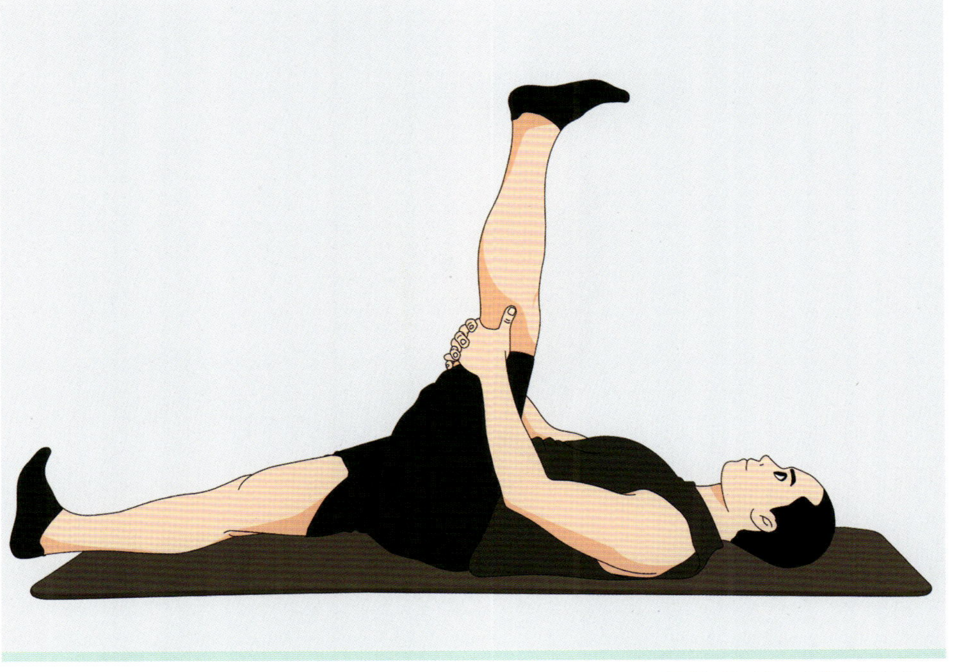

图 5-5-10 大腿后侧拉伸

11. 股四头肌拉伸

单脚站立，左腿屈膝，左手勾住脚背，尽量将左足跟贴近臀部。对侧手可以扶靠物体保持平衡。感受到左腿后方的牵拉感后保持 10～30 秒（图 5-5-11）。然后换另一侧。

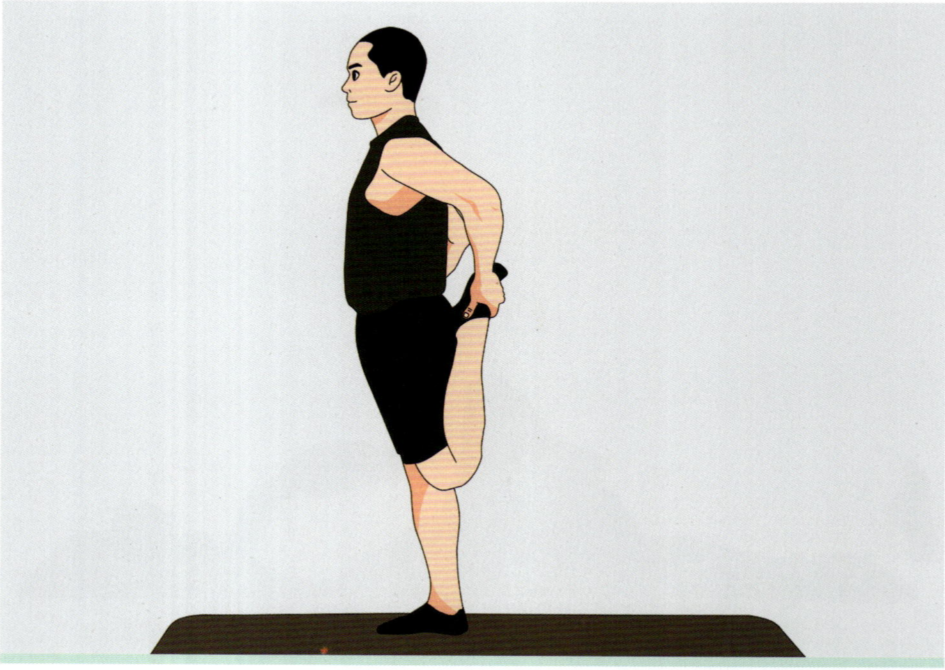

图 5-5-11　股四头肌拉伸

12. 小腿拉伸

右腿向前跨一步，呈弓箭步，左腿绷直，左足尖朝前，足跟向地面踩。感受到左侧小腿的牵拉感后保持 10 ~ 30 秒（图 5-5-12）。然后换另一侧。

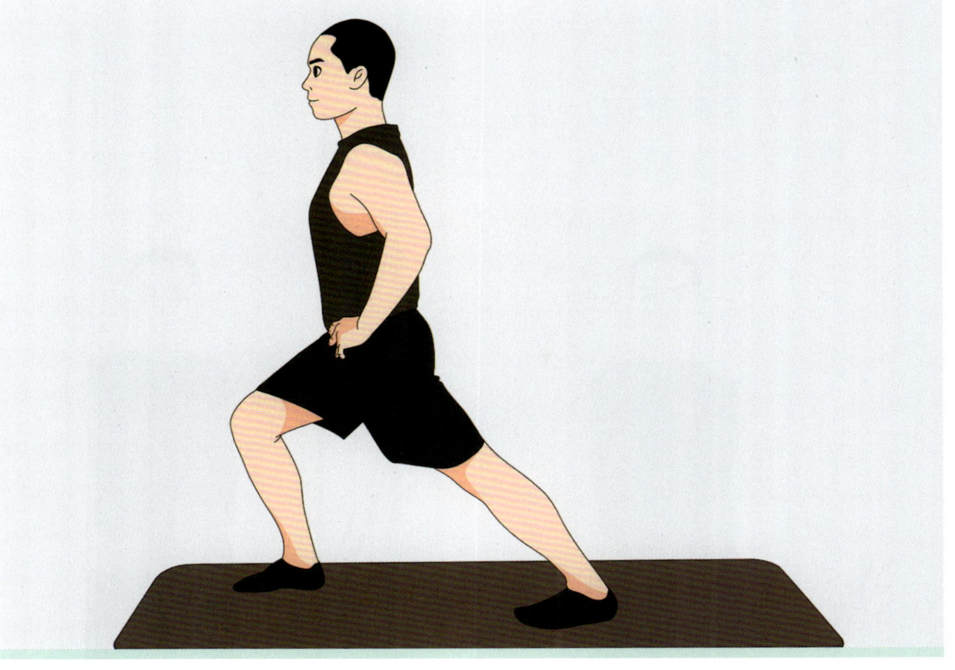

图 5-5-12 小腿拉伸

注意事项 拉伸时身体放松，感觉肌肉、肌腱及韧带有轻微拉扯感；每个动作持续 10 秒以上，每组间隔 15 ~ 30 秒；拉伸时配合深呼吸效果更佳。

六、肌群强化训练

以下动作重复 10 次为 1 组，共进行 3 组练习，组间休息 10 秒。

Ⅰ、肩部肌群力量训练

动作要领

1. 肩外展肌群

站立位，双脚略分开，将弹力带置于双足底固定，一手握紧弹力带，保持肘关节伸直或略屈曲，逐步用力使上臂外展至水平位（图 5-6-1）。

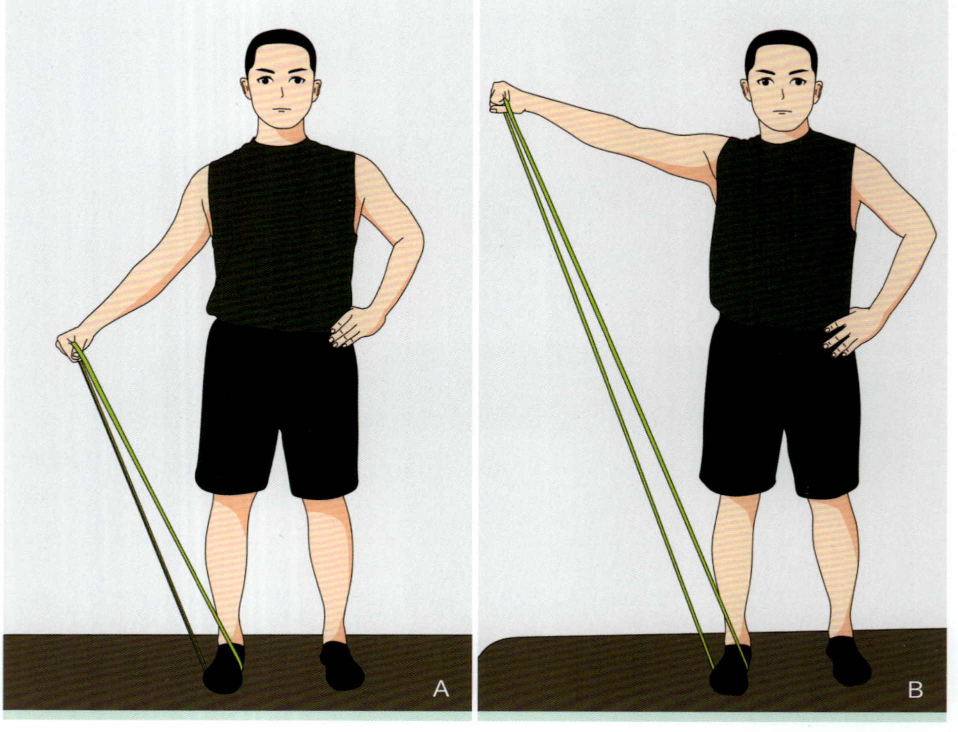

图 5-6-1　肩外展肌群训练

2. 肩胛稳定肌群

（1） Y 形练习：站立位，将弹力带固定于与肩部同高的物体上，双手抓握弹力带两端，保持手肘伸直，肩关节逐步用力，使手臂向上抬起成 Y 形（图 5-6-2）。

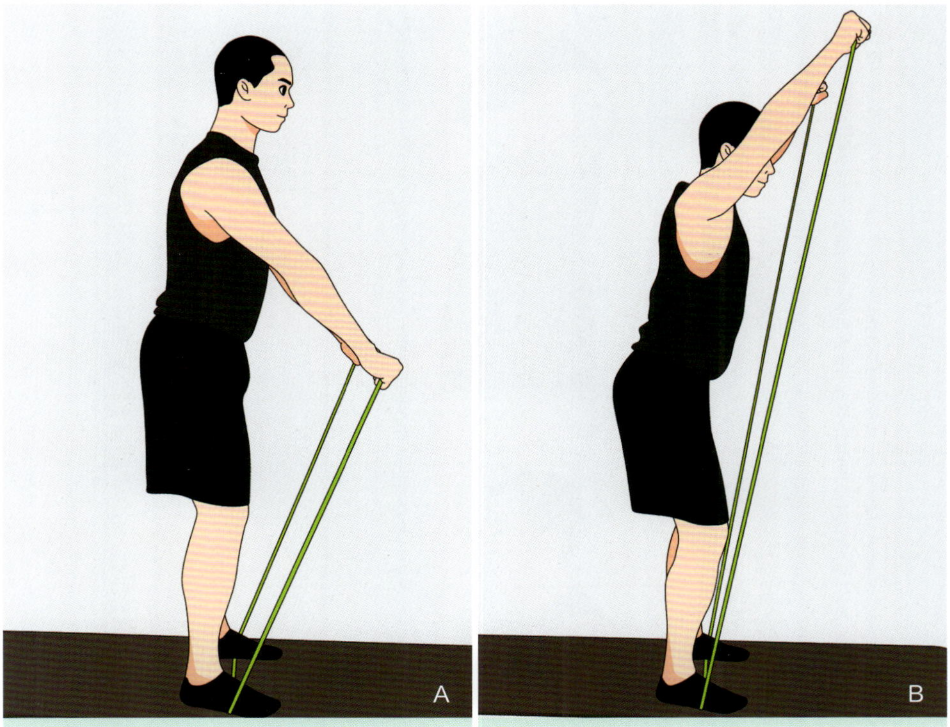

图 5-6-2 Y 形练习法

（2）T 形练习：起始位同上，双手抓握弹力带两端，保持手肘伸直，肩关节逐步用力，向外展开，使手臂与身体呈现 T 形，在动作最大幅度时停留 1～2 秒，再缓慢返回起始姿势（图 5-6-3）。

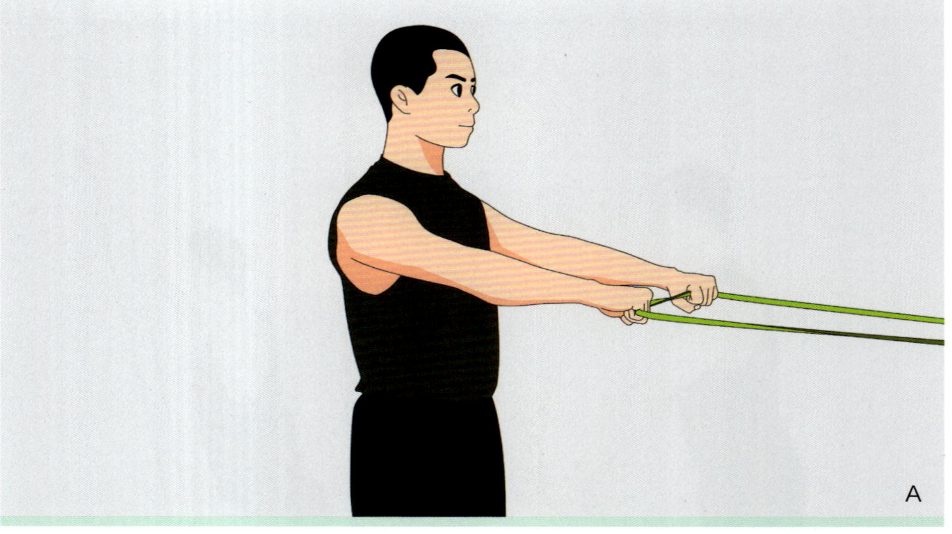
A

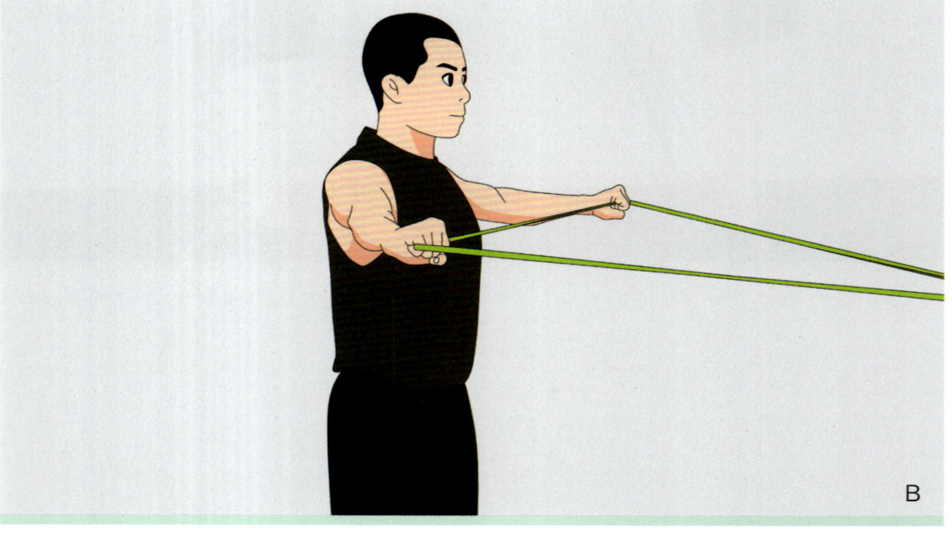
B

图 5-6-3　T 形练习法

（3）W 形练习：起始位同上，双手抓握弹力带两端，屈肘，肩背部肌肉带动肩胛骨逐步向脊柱方向用力，使手臂与身体呈 W 形，动作幅度最大时停留 1～2 秒，再缓慢返回起始姿势（图 5-6-4）。

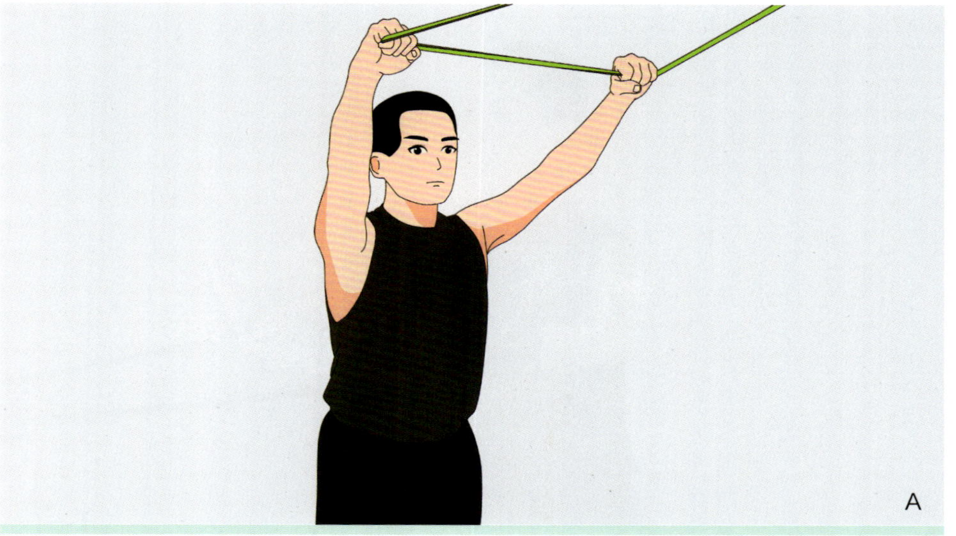

A

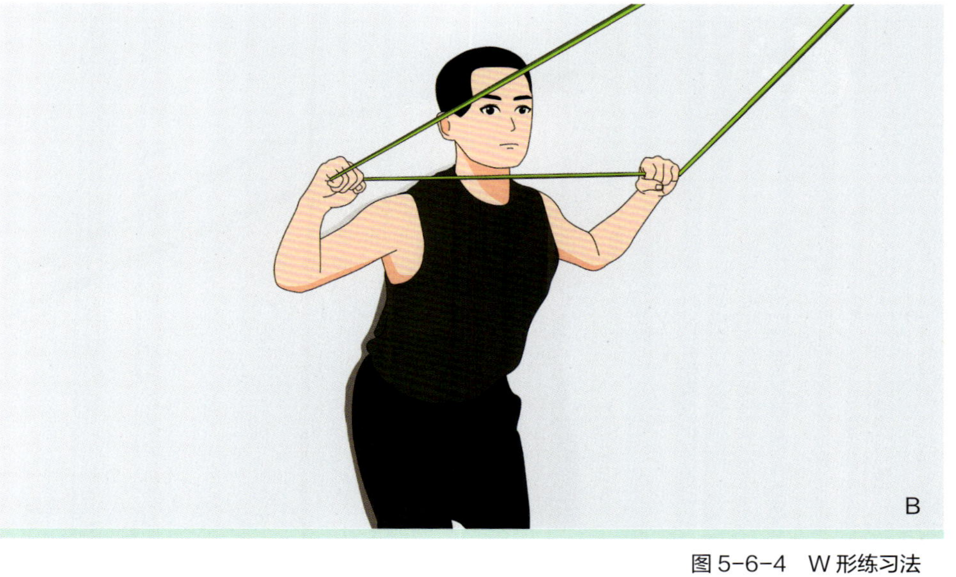

B

图 5-6-4　W 形练习法

（4）L 形练习：起始位同上，双手抓握弹力带两端，屈肘 90°，向上旋转肩关节，直至前臂和躯干在同一平面，呈 L 形。动作幅度最大时停留 1～2 秒，再缓慢返回起始姿势（图 5-6-5）。

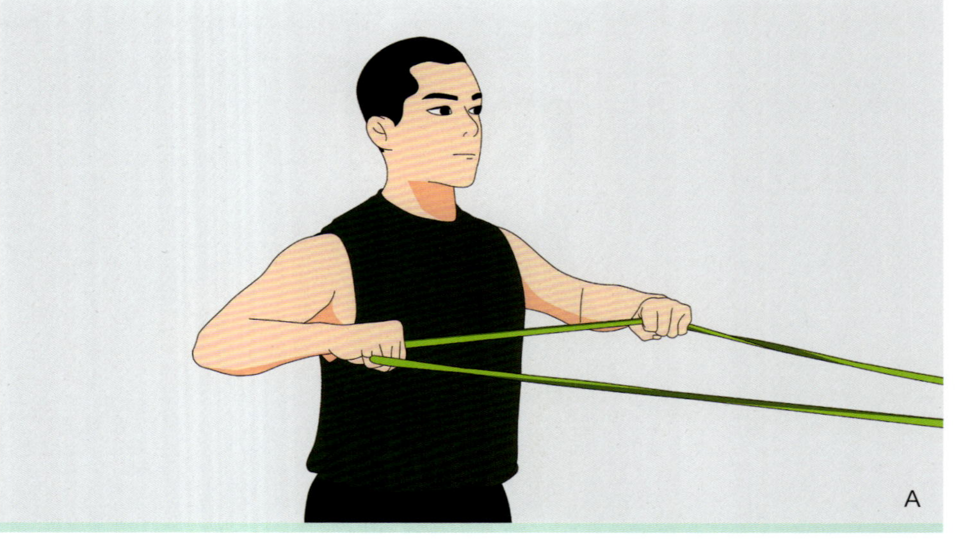

A

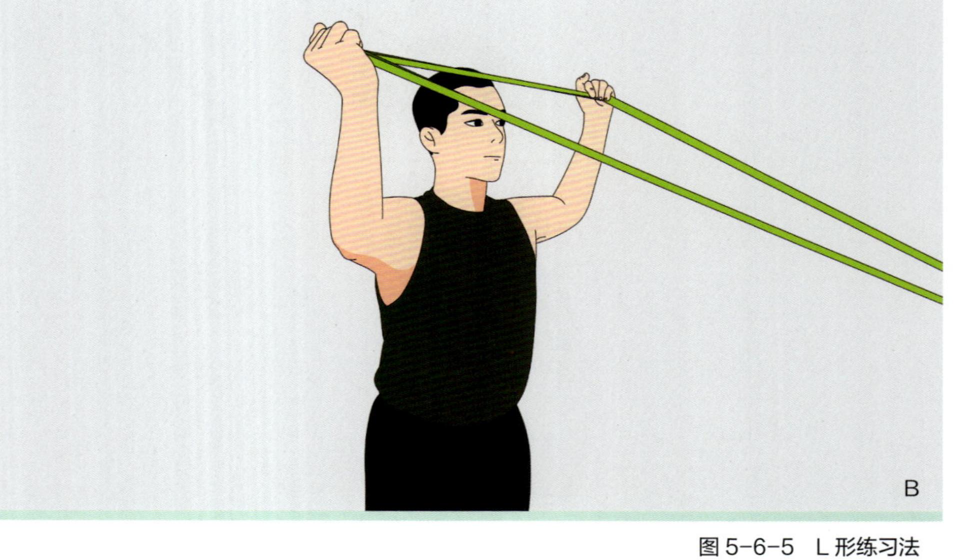

B

图 5-6-5　L 形练习法

Ⅱ、髋部肌群力量训练

动作要领

1. 伸髋肌群

站立位，将弹力带一端固定于踝关节，膝关节伸直，下肢向后伸展，再缓慢返回起始姿势（图 5-6-6）。

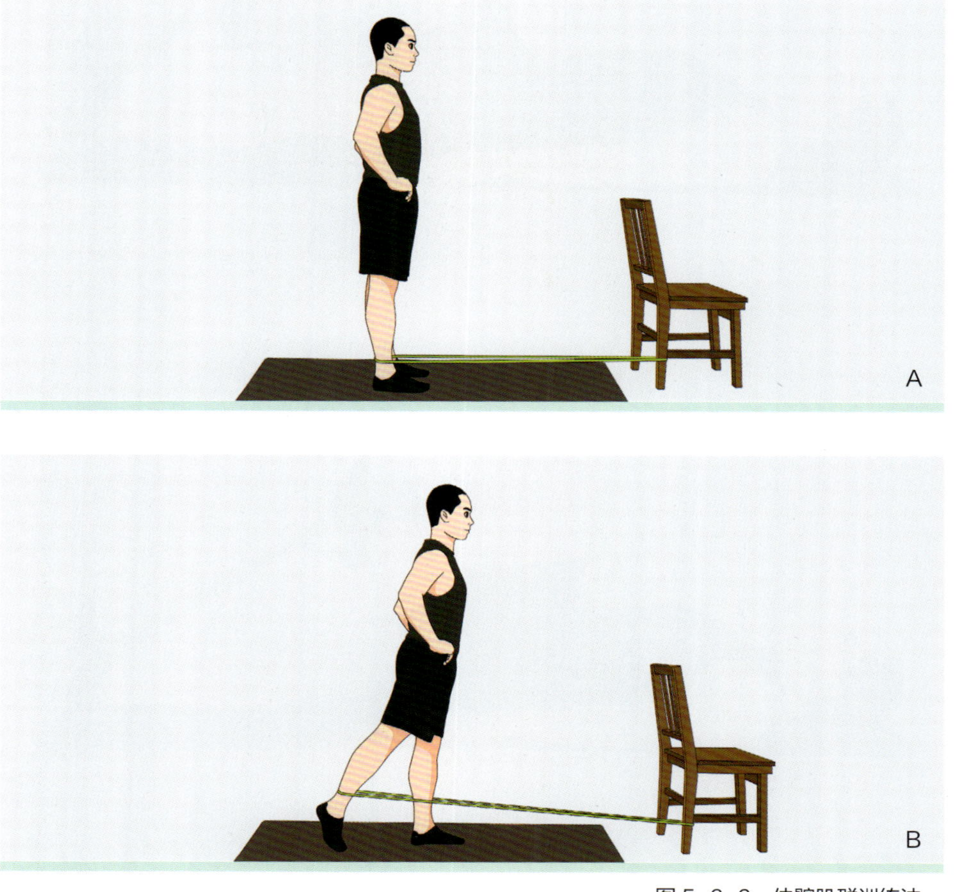

图 5-6-6　伸髋肌群训练法

2. 屈髋肌群

仰卧位，足背置于弹力带节段套内，一侧下肢屈膝屈髋至 90°，再缓慢返回起始姿势（图 5-6-7）。

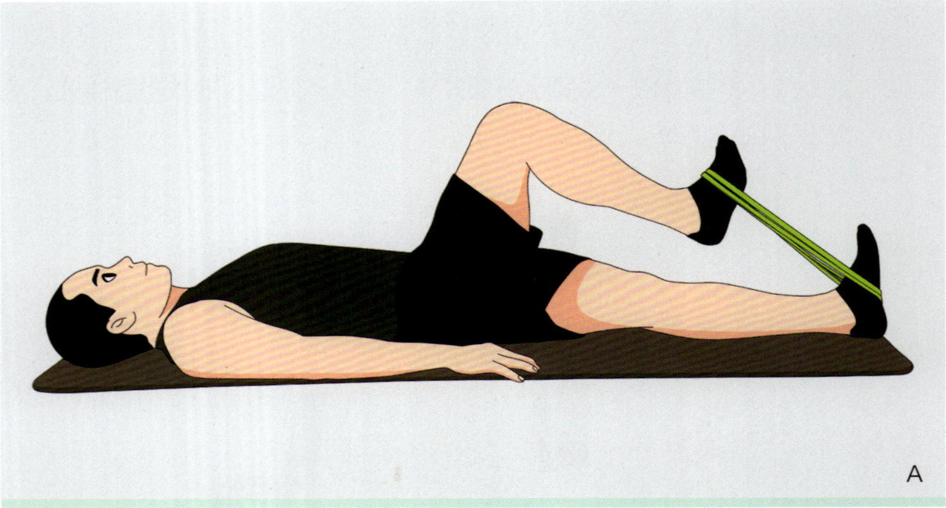

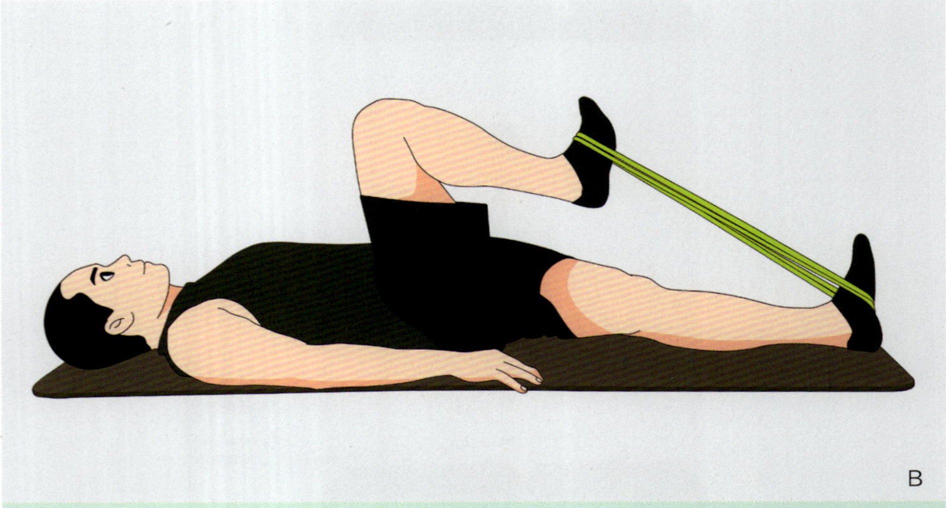

图 5-6-7 屈髋肌群训练法

3. 髋外展肌群

站立位，双脚分开约与肩同宽，一脚踩住弹力带，另一脚勾住弹力带，膝关节伸直，逐步将髋关节外展至最大角度，再缓慢返回起始姿势（图5-6-8）。

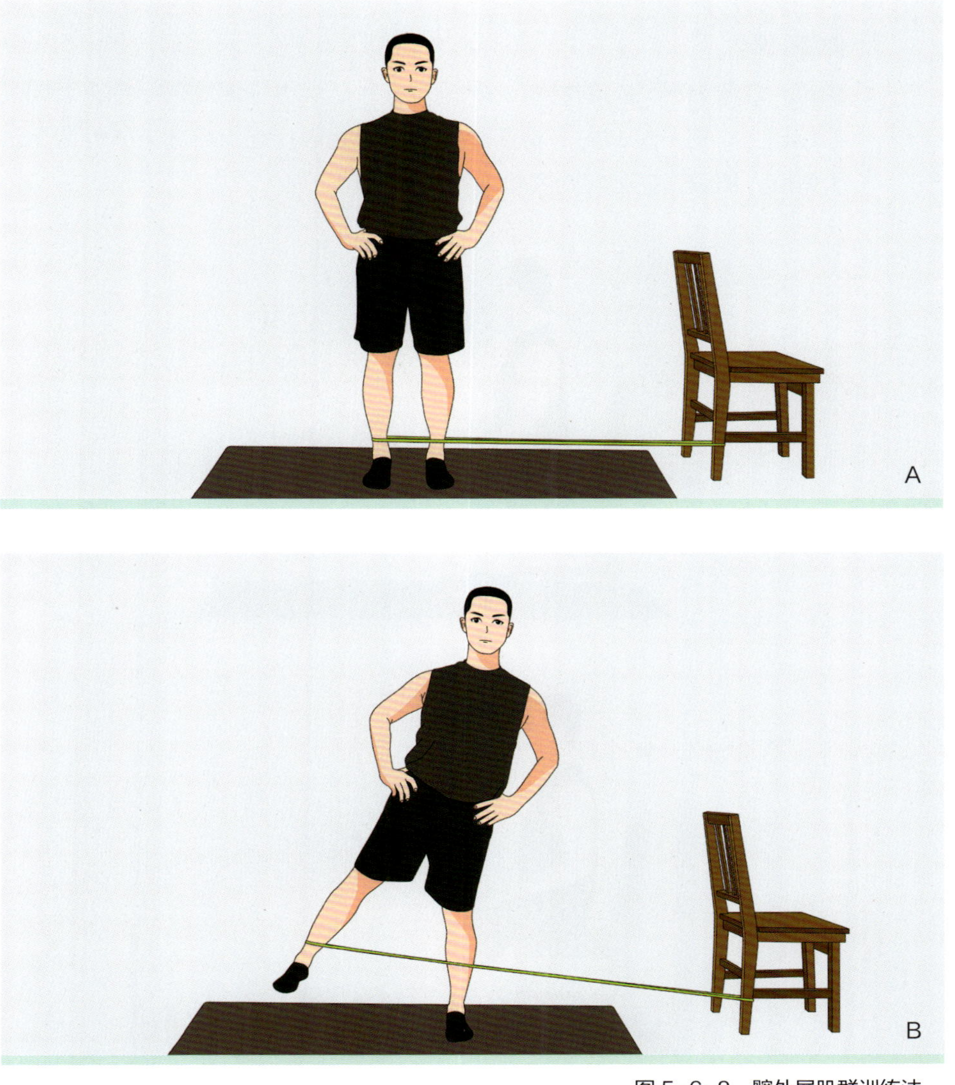

图 5-6-8 髋外展肌群训练法

Ⅲ、膝部肌群力量训练

动作要领

1. 伸膝肌群

坐位，双脚分开约与肩同宽，把弹力带另一端水平固定在与踝关节同高的位置上，将一侧踝关节置于弹力带节段套内，逐步将膝关节伸展至最大角度，再缓慢返回起始姿势（图 5-6-9）。

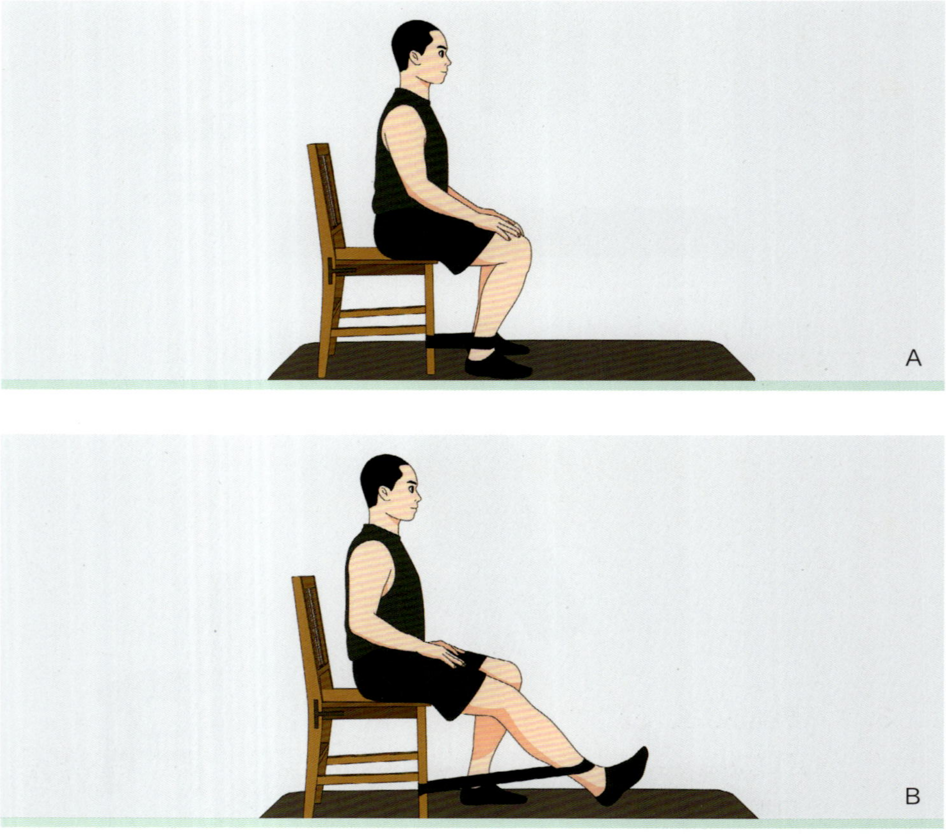

图 5-6-9　伸膝肌群训练法

2. 屈膝肌群

起始姿势为俯卧位，将弹力带一端固定在踝关节上，另一端固定在与踝关节同高的位置上，膝关节屈曲 90°，再缓慢返回起始姿势（图 5-6-10）。

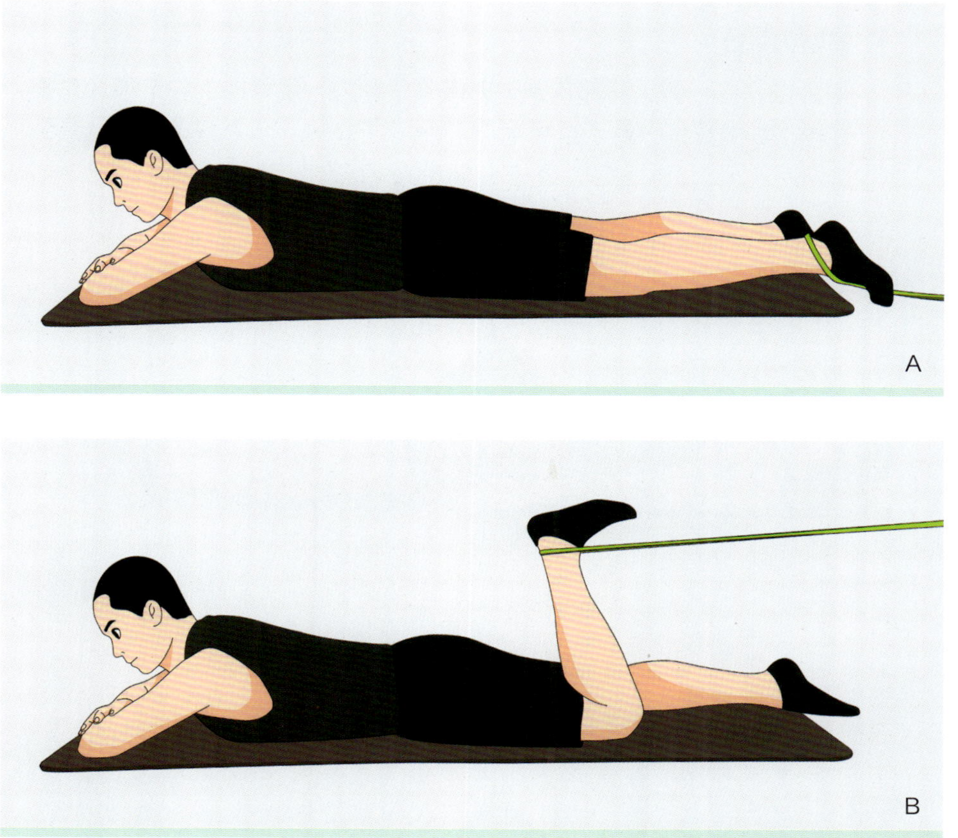

图 5-6-10 屈膝肌群训练法

3. 膝周围肌群综合训练

膝关节的功能与膝周肌群的协同密切相关。笔者设计了强膝操，见视频 5-6-1，用于增强膝周肌群的力量和协同性。

视频 5-6-1 强膝操

Ⅳ、踝部肌群力量训练

动作要领

1. 踝背伸肌群

仰卧位，将一侧足背部置于弹力带节段套内，足背向上勾至最大角度，再缓慢返回起始姿势（图 5-6-11）。

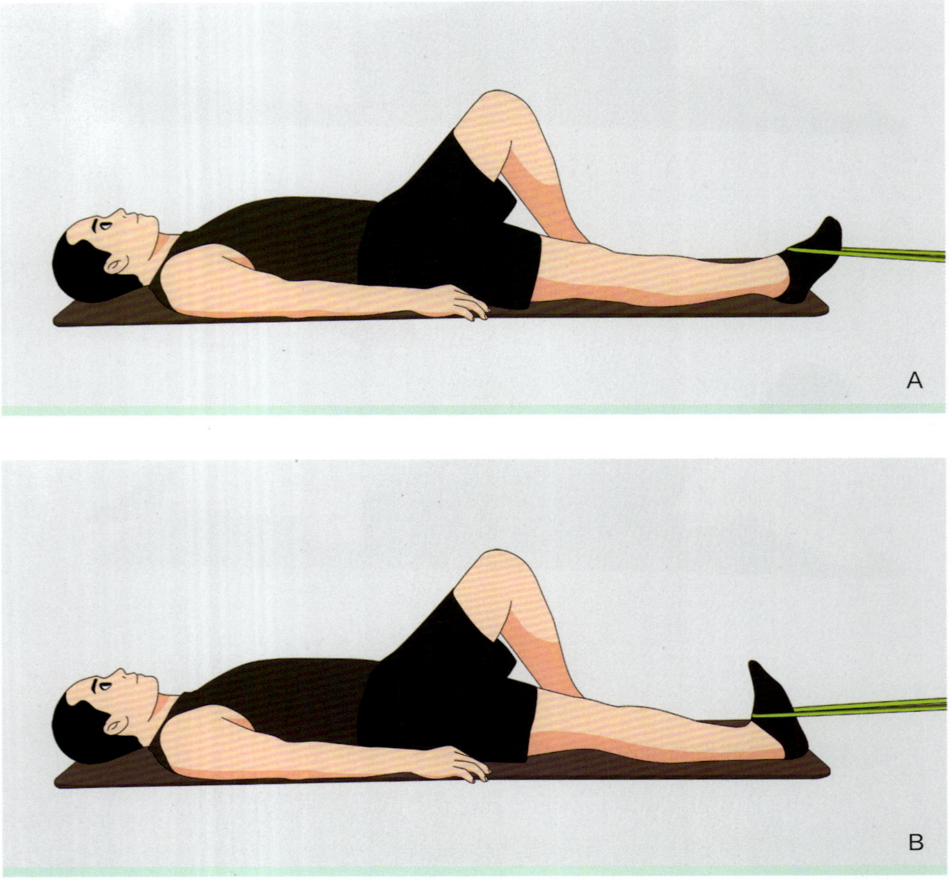

图 5-6-11　踝背伸肌群训练

2. 踝跖屈肌群

坐位，手持弹力带，将一侧足底置于弹力带节段套内，保持膝关节伸直位，足背向下踩，至最大角度，再缓慢返回起始姿势（图 5-6-12）。

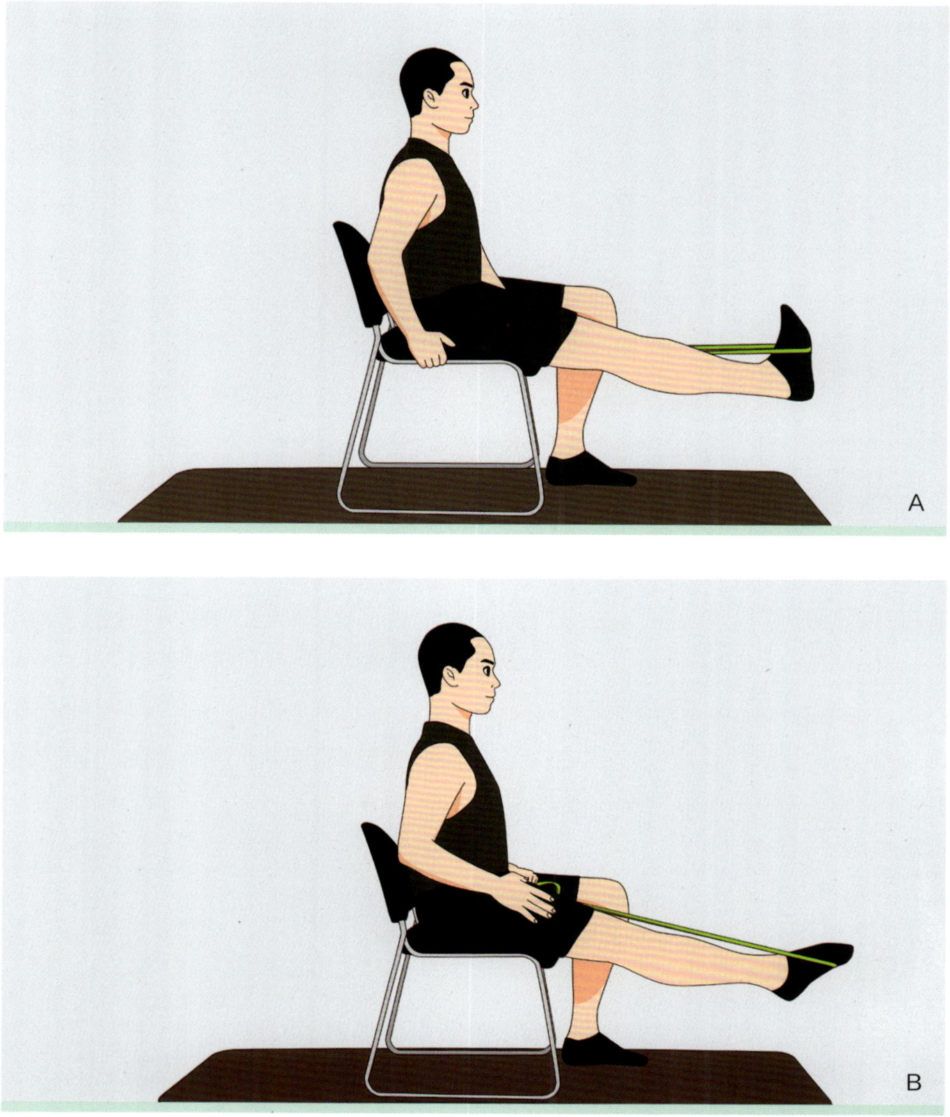

图 5-6-12 踝跖屈肌群训练法

附篇

拓展课程学习资料

为了满足医务人员进一步学习的需求，我们摄制了更为专业的视频课程，对部分操作进行了更深入的讲解，同时还补充了与训练相关的疲劳及过敏性鼻炎等的治疗技术，读者可扫描二维码观看：

手穴按压快速止痛技术

拔罐技术

刺络放血开窍醒神技术

热敷缓解肌肉痉挛技术

训练性膝痛的中医非药物治疗

中医非药物疗法缓解高原反应

耳穴贴压防晕车（船）技术

热射病早期的针灸急救

揿针贴压抗疲劳技术

过敏性鼻炎的中医非药物治疗